唇腭裂及面部畸形
手术图解

主　编·姚建民

副主编·徐靖宏

主　审·王　炜

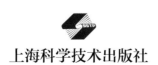

上海科学技术出版社

图书在版编目（CIP）数据

唇腭裂及面部畸形手术图解 / 姚建民主编 . —上海：
上海科学技术出版社，2019.2
ISBN 978−7−5478−4289−8

Ⅰ.①唇… Ⅱ.①姚… Ⅲ.①唇裂−修复术−图
解 ②裂腭−修复术−图解 ③口腔颌面部疾病−畸
形−修复术−图解 Ⅳ.① R782.2-64

中国版本图书馆 CIP 数据核字（2018）第 297132 号

- -

唇腭裂及面部畸形手术图解

主　编　姚建民

副主编　徐靖宏

主　审　王　炜

- -

上海世纪出版（集团）有限公司
上 海 科 学 技 术 出 版 社　　出版、发行

（上海钦州南路 71 号　邮政编码 200235　www.sstp.cn）

浙江新华印刷技术有限公司印刷
开本 889×1194　1/16　印张 15
字数 400 千字
2019 年 2 月第 1 版　2019 年 2 月第 1 次印刷
ISBN 978−7−5478−4289−8/R·1757
定价：158.00 元

_____

本书如有缺页、错装或坏损等严重质量问题，
请向承印厂联系调换

内容提要

本书以图解的方式，全面系统地介绍了先天性唇腭裂及面部各种畸形（包括眼、鼻、口、耳及颈部畸形）的临床分型、手术方式和治疗效果。本书选用的 1 900 余幅图片资料主要来自"中国微笑行动"唇腭裂手术及作者 30 余年临床实践的积累，详细描述了常用的唇腭裂手术过程、方法和步骤，以及作者推崇的备选术式或方法，摸索、创新的操作技巧及其关键点。

全书分为上、下两篇。上篇概述了唇腭裂的分类与术式、各种特殊的缝合方法和技巧等，同时以病例图解的形式详述了唇裂和腭裂的修复方式及手术过程。下篇介绍了先天性面部畸形和面部缺损的修复，帮助读者采用整形外科与美容外科的理念和技术，纠正和修复各种畸形与缺损。

本书旨在为具有一定临床实践经验和基础的整形外科、口腔外科、美容外科及耳鼻喉科同道，尤其是年轻医师，提供一部图文并茂、简洁明了和通俗易懂的参考书，以提高唇腭裂及面部畸形修复的技巧、水平和实际操作能力。

编委会名单

主　编　姚建民

副主编　徐靖宏

主　审　王　炜

顾　问　韩　凯

编　委（以姓氏笔画为序）

丁　晟　杭州整形医院·整形外科

丁金萍　北京医院·美容外科

于一佳　浙江大学医学院附属第一医院·整形外科

马　亮　杭州整形医院·整形外科

刘　诚　江西省人民医院·整形外科

朱　雷　杭州整形医院·整形外科

汤黎敏　杭州微笑行动慈善医院·整形外科

许　辉　新疆维吾尔自治区人民医院·颌面外科

吴卫华　杭州整形医院·整形外科

作者介绍

主编　姚建民

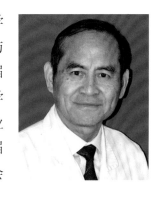

　　主任医师，杭州市首批医学重点专科学科带头人。浙江省医学会整形外科学分会第五届和第六届委员，浙江省医学会医学美容与美学分会第二届委员，杭州市医学会整形与显微外科学分会第一届副主任委员，浙江省医学会医疗事故鉴定专家库成员，浙江省医学会手外科学分会第一届常委，浙江省康复医学会四肢功能重建专业委员会第一届副主任委员，《中华显微外科杂志》第七届和第八届特约编委以及第九届通讯编委，浙江省医师协会显微外科医师分会第一届委员会副会长。

　　发表学术论文 50 余篇，其中 SCI 收录 14 篇，核心期刊 23 篇。获一项国家实用新型专利。承担并完成省部、地市级课题 11 项，分别达到国内外领先、先进水平。相关成果于 1995 年获浙江省科学技术进步奖三等奖，1997 年获卫生部科技成果三等奖和杭州市科学技术进步奖一等奖。主编《手足部创面皮瓣修复临床手术图谱》《手及上肢先天性畸形》和 *Congenital Deformities of the Hand and Upper Limb*，参编《整形外科手术失误与并发症处理》等多部学术专著。1997 年赴美国加利福尼亚大学欧文分校 Beckman Laser Institute & Medical Clinic 学习，2007 年 9 月赴德国 Aachen Luisen 医院访问、交流。1997 年被列入杭州市跨世纪科技人才第三层次培养人选。

副主编　徐靖宏

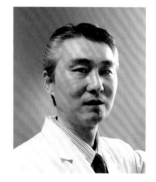

整形外科博士，主任医师，博士生导师。师从我国著名整形美容专家王炜教授。现任浙江大学医学院附属第一医院整形外科主任及浙江大学医学部整形外科学位点负责人，兼任中国医师协会整形与美容医师分会委员，浙江省医学会整形外科学分会副主任委员，浙江省医疗事故鉴定专家库成员，浙江省医学会显微外科学分会委员。

从事整形美容外科 27 年，参加各类整形美容手术 2 万余例。获国家发明专利 1 项，主持国家级研究项目 3 项、省级 3 项。发表 SCI 论文 36 篇，指导博士、硕士研究生 32 名。

序

　　唇腭裂及面部畸形修复手术据记载已有几千年历史，世界上描述唇腭裂和面部畸形手术治疗的图书和文章在千篇（种）以上。唇腭裂和面部畸形修复技术是整形外科医师的基本功，是"手艺活"，整形外科医师其实就是"人体畸形缺损修复和美学再造的巧匠"。多学，多做，多总结修正，才能成为一名优秀的整形外科医师。在此，我愿意将姚建民主任医师主编的《唇腭裂及面部畸形手术图解》一书推荐给读者。作者将唇腭裂及面部畸形修复的手术过程、步骤及重点、关键点和疗效，以示意图、手术照片配上图示的方式，详细地解说，展示给读者，以供评论、思考、启示和借鉴。显而易见，用几十年的心血和汗水汇聚而成的"图解"是一种容易传授，同时可大大增加阅读兴趣的参考书。

　　医心至善，上善若水。以亲情和深深的爱医治患者，做一个高尚的人，全心全意为患者服务的医师，这是医务工作者要用一辈子的旅程来完成的修炼。《唇腭裂及面部畸形手术图解》一书，正是姚建民医师基于30余年从医经历和几十次作为志愿者参加唇腭裂微笑救助行动（中国微笑行动）经验编撰而成。姚建民医师放弃了众多个人休息的时间和获利的机会，放弃了与家人欢聚的时光，日以继夜，抱着一颗慈善的爱心坚持近30年，与众多专家一起，在"中国微笑行动"创始人韩凯医师的带动下，免费救治了3万余例的唇腭裂患儿。这些善举帮助唇腭裂患儿改变了人生，带给患儿及家属微笑、尊严和梦想。"中国微笑行动"也丰富了每一位热心付出了爱心的志愿者的人生旅程。《唇腭裂及面部畸形手术图解》一书是一本传授医学科学技术的教科书，也是一本传递善良、爱心和医德的佳作，值得读者参考、借鉴，本人欣然为此书作序。

上海交通大学医学院附属第九人民医院　终身教授

于上海，2018 年 7 月 31 日

前　言

　　先天性唇腭裂是发病率极高的颜面部畸形，评价其修复效果优劣的标准，在于修复术后的形态美观与相应功能的恢复，而前者尤其重要。没有良好的形态，难有良好的功能。由于唇腭裂畸形的表现不尽相同，缺损程度不一致，故手术修复方法也不相同。术式各有所长，难分优劣。正如王炜教授所说："任何手术，没有最佳式式，只有最佳适应证。"为了取长避短，本着微创、高效、简便的原则，作者与国内同道在分析、归纳与总结前人对术式认知的基础上，根据30余年在本领域经历的数以千万计临床手术的经验、教训，探索、汇集了外科基础，以及整形外科、颌面外科的基本理论和综合技巧，又融合了国内数十位专家、学者的集体知识及智慧，凝练出了一系列继承和发扬、优化并组合、灵活机动的修复术式，并汇编成《唇腭裂及面部畸形手术图解》一书。专著以图解的形式对手术方法及步骤逐一进行详解，使之直观、易懂。为丰富内容，书中除介绍唇腭裂手术方法外，还介绍了面部其他畸形的修复方式，这些同样蕴蓄着作者及众多专家、学者的智慧，期望读者能心领神会。

　　本书刊载的1 900余幅彩色手术照片，主要来自"中国微笑行动"唇腭裂手术及作者数十年临床实践的积累。全书分上、下两篇，共五章。通过示意图、手术照片等系统、概括地介绍唇腭裂各种式式，作者推崇的备选术式、备选方法，以及手术修复实例的流程、手术步骤、注意事项和操作重点，并着重描述了常用和实用的唇腭裂手术，摸索创新术式、操作技巧及其关键点。

　　作者旨在为整形外科、口腔外科、美容外科、耳鼻喉科的临床医生提供一部图文并茂的参考书，以提高修复唇腭裂及其他面部畸形的技巧水平和实际操作能力。同时，也有抛砖引玉之意。

　　由于时间仓促，经验不足，水平有限，难免存在缺憾，恳请同道在参考、借鉴和验证的同时，予以批评、斧正。

姚建民　徐靖宏

于杭州，2018 年 8 月 15 日

目　录

下篇
面部畸形

第四章 · 先天性面部其他畸形的修复

第五章·面部获得性畸形的修复

上篇

先天性唇腭裂

第一章
唇腭裂分类与术式

本章以图示、照片的方式，介绍各类不同程度的唇腭裂畸形常用的手术方法及对应的参考术式，唇腭裂手术专用器械，特殊缝合技巧与方法等，供临床医师参考和选择。

第一节 · 唇腭裂分类

一、唇裂分类（国内分类法）

唇裂按裂隙部位可分为单侧唇裂、双侧唇裂和正中唇裂。

（一）单侧唇裂

单侧唇裂按严重程度可分为一度、二度和三度。

1. **单侧一度唇裂** · 仅限于唇红部分的裂开，可伴有唇白隐裂（图 1-1-1）。

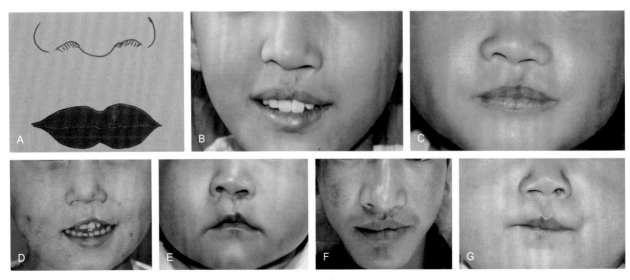

图 1-1-1 单侧一度唇裂
A.唇红裂开 | B、C.唇红分裂及唇白隐裂 | D~G.唇红裂开，伴形态缺口、凹陷

2. 单侧二度唇裂·上唇部分裂开，但鼻底尚完整，可分为单侧浅二度唇裂和单侧深二度唇裂。单侧浅二度唇裂即上唇裂隙未及唇高一半（图 1-1-2）；单侧深二度唇裂即上唇裂隙超过唇高一半（图 1-1-3）。

3. 单侧三度唇裂·整个上唇至鼻底完全裂开（图 1-1-4）。

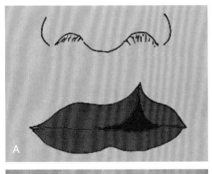
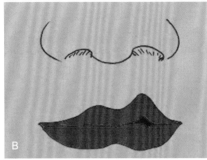

图 1-1-2　单侧浅二度唇裂
A、B. 唇红、部分唇白裂开｜C、D. 上唇裂隙未及唇高一半｜E. 双侧唇高相差较大

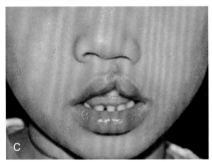
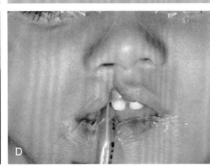
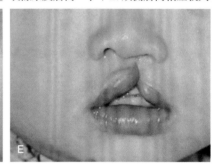

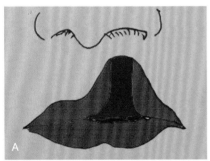
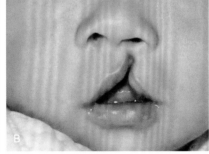
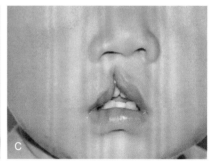

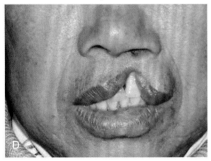

图 1-1-3　单侧深二度唇裂
A. 上唇大部分裂开｜B、C. 裂隙超过唇高一半，但未及鼻底｜D. 成年者裂隙较宽

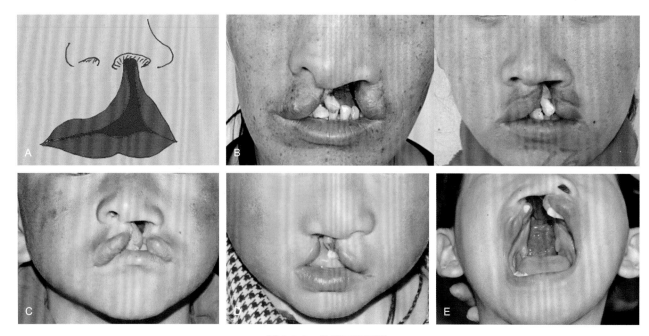

图 1-1-4　单侧三度唇裂

A. 上唇完全裂开 | B~E. 一侧上唇完全裂开，裂至鼻底，或伴有牙槽嵴裂、腭裂

（二）双侧唇裂

根据前颌是否突出将双侧唇裂分为以下 3 类。

1. **第一类双侧唇裂** · 前颌不突出，两侧兼为一度唇裂、二度唇裂或皮下隐裂（图 1-1-5）。

2. **第二类双侧唇裂** · 混合型。一侧（左侧或右侧）前颌突出，为三度唇裂；另一侧为一度唇裂、二度唇裂或皮下隐裂（图 1-1-6）。

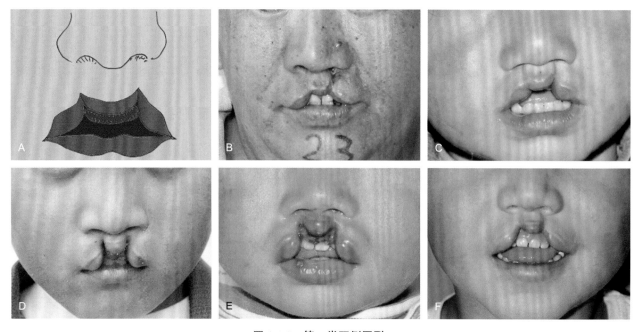

图 1-1-5　第一类双侧唇裂

A. 前颌不突出 | B、C. 两侧为一度唇裂 | D~F. 两侧为二度唇裂，每侧不完全裂开，未裂及鼻底

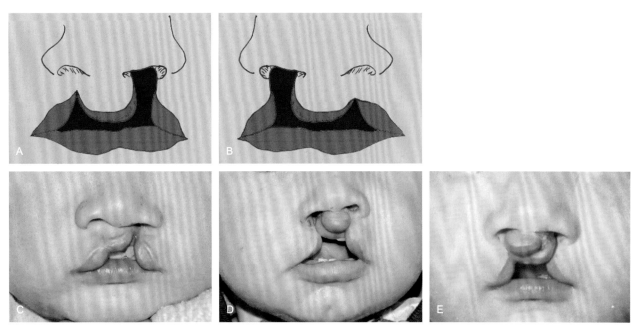

图 1-1-6　第二类双侧唇裂
A、B. 一侧前颌突出 ｜ C~E. 一侧为完全唇裂，另一侧为不全唇裂

3. **第三类双侧唇裂** · 双侧前颌突出，均为三度唇裂（图 1-1-7）。

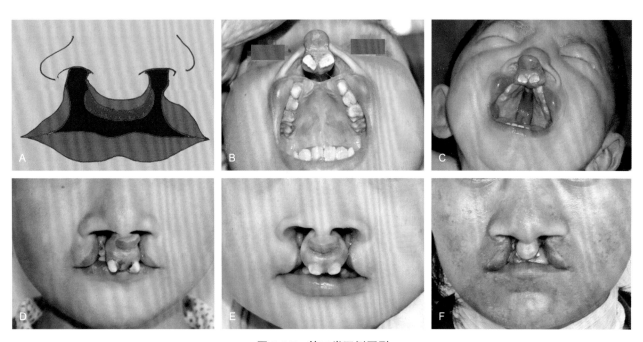

图 1-1-7　第三类双侧唇裂
A、F. 双侧完全唇裂 ｜ B~E. 前颌完全突出，或同时伴牙槽嵴裂及腭裂

（三）正中唇裂

正中唇裂为上唇红正中裂开，包括唇白隐裂（图 1-1-8）。

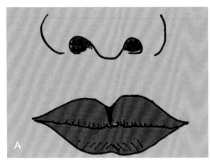
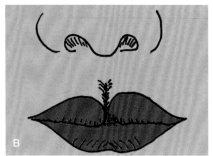
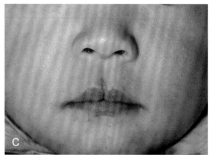

图 1-1-8　正中唇裂
A. 上唇正中裂开 ｜ B、C.唇红裂开及唇白隐裂

二、腭裂分类

根据裂隙的部位将腭裂分成单侧腭裂和双侧腭裂。根据其裂开的程度，分为腭垂裂、软腭裂和软硬腭全裂（一度、二度和三度）。

（一）单侧腭裂

单侧腭裂按严重程度可分为一度、二度和三度。

1. 单侧一度腭裂·限于悬雍垂裂开，裂度最轻（图 1-1-9）。

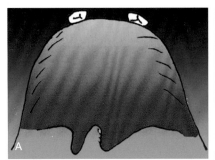
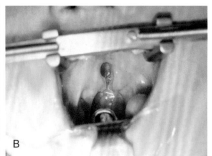
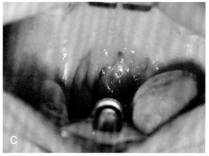

图 1-1-9　单侧一度腭裂
A.腭垂裂 ｜ B.分裂成两个悬雍垂，一大一小 ｜ C.腭垂裂伴软腭隐裂

2. 单侧二度腭裂·软腭裂或伴有部分硬腭裂，未及门齿孔（图 1-1-10）。
3. 单侧三度腭裂·软硬腭完全裂开（图 1-1-11）。

（二）双侧腭裂

双侧腭裂按严重程度分为一度、二度和三度。

1. 双侧一度腭裂·悬雍垂裂及软腭黏膜下裂（图 1-1-12）。

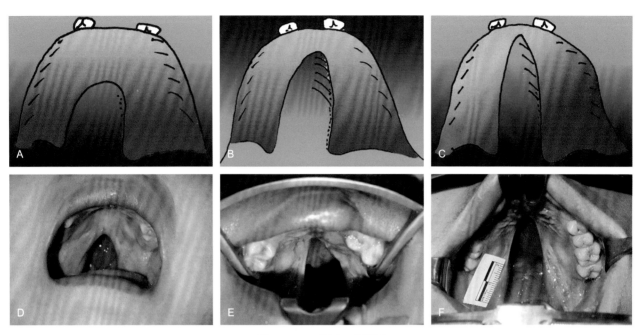

图 1-1-10　单侧二度腭裂
A~C. 示意图 │ D、E. 软腭裂 │ F. 软腭裂及部分硬腭裂

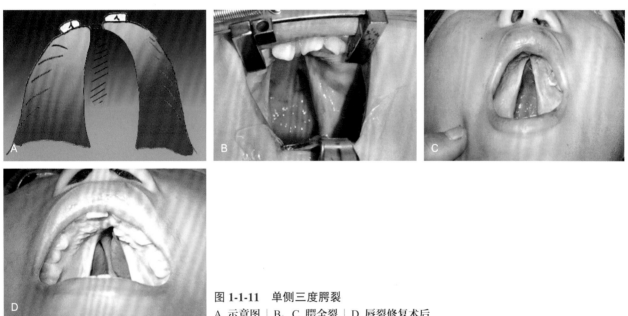

图 1-1-11　单侧三度腭裂
A. 示意图 │ B、C. 腭全裂 │ D. 唇裂修复术后

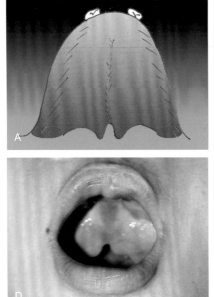
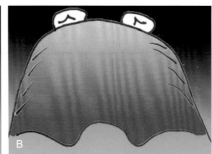
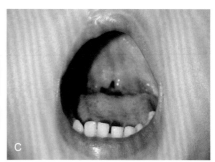

图 1-1-12　双侧一度腭裂

A、B.腭垂裂 | C、D.腭垂及软腭黏膜下裂

2. **双侧二度腭裂**·部分腭裂（正中腭裂、软腭裂和腭后部裂，但不伴有唇裂和牙槽嵴裂），根据其是否裂及软、硬腭交界情况又可以分成浅二度腭裂（软腭裂）、深二度腭裂（软腭裂及部分硬腭裂）（图 1-1-13）。

3. **双侧三度腭裂**·完全腭裂，整个裂隙呈 Y 形，梨骨完全暴露在口腔内。此型常常伴有双侧唇裂、双侧牙槽嵴裂（图 1-1-14）。

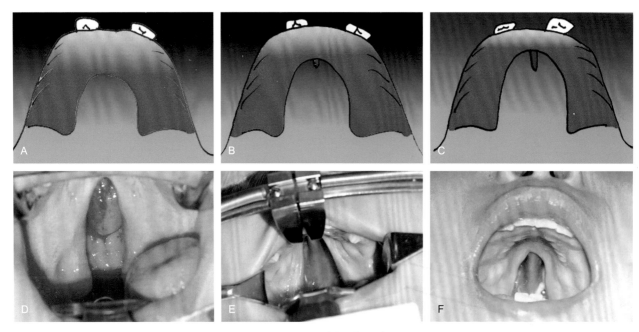

图 1-1-13　双侧二度腭裂

A~C.不同程度的软、硬腭裂 | D.软腭裂 | E.部分软、硬腭裂 | F.大部分软、硬腭裂

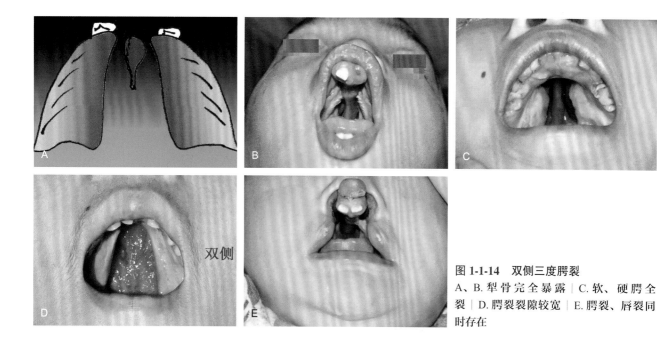

图 1-1-14　双侧三度腭裂
A、B.犁骨完全暴露｜C.软、硬腭全裂｜D.腭裂裂隙较宽｜E.腭裂、唇裂同时存在

第二节 · **唇腭裂修复术式**

　　唇裂、腭裂手术历史悠久，虽方法与术式众多，但各有其优、缺点，某些手术方式设计细节、操作环节上还存有争论，部分操作可能不必进行或存在错误，在外形与功能修复上尚有不断提高、纠正和优化的余地。以下手术方式或方法为笔者继承、改良或推荐的术式。

一、唇裂修复术式

（一）唇红七种修复术式

　　唇裂一期或二期手术主要对唇红瘢痕凹陷、缺损或厚薄不匀等畸形进行修复，包括以下几种术式：Z字成形术、多个Z字成形术、三角瓣旋转术、Y-V成形术、双拱V形瓣、旋转舌形组织瓣、去表皮黏膜组织瓣（图 1-2-1~ 图 1-2-7）。

　　1. Z字成形术·调整唇红凹陷畸形（图 1-2-1）。

　　2. **多个Z字成形术**·调整唇红凹陷（图 1-2-2）。

　　3. 三角瓣旋转术·调整局部缺陷畸形，以取多补少为原则（图 1-2-3）。

　　4. Y-V成形术·增加局部的唇红厚度，将三角瓣插入，形成V字形，缝合固定，改善形态（图 1-2-4）。

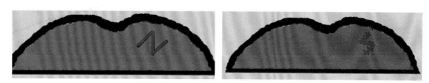

图 1-2-1　Z字成形术手术前后

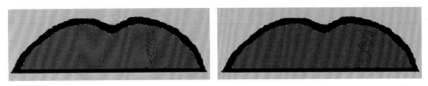

图 1-2-2　多个 Z 字成形术手术前后

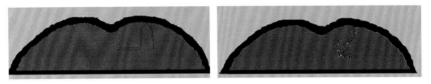

图 1-2-3　三角瓣旋转术手术前后

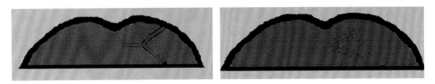

图 1-2-4　Y–V 成形术手术前后

5. **双拱 V 形瓣**·提起三角瓣，拱形缝合，以调整上唇沟状畸形（图 1-2-5）。

6. **旋转舌形组织瓣**·利用纵向富余的组织，以增加横向唇红的厚度（图 1-2-6）。

7. **去表皮黏膜组织瓣**·削去表皮，翻转充填，以调整上唇凹陷（图 1-2-7）。

（二）单侧唇裂修复术式

单侧唇裂修复术式主要包括直线缝合术、三角瓣、矩形瓣、旋转推进瓣等，以及在此基础上发展的各种改良的方法。

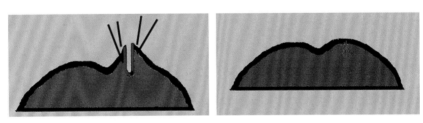

图 1-2-5　双拱 V 形瓣手术前后

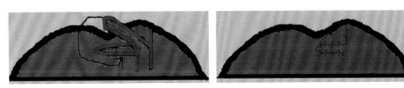

图 1-2-6　旋转舌形组织瓣手术前后

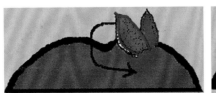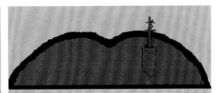

图 1-2-7　去表皮黏膜组织瓣手术前后

1. **直线缝合术** · 本术式适用于一度唇裂和二度唇裂，但三度唇裂因唇高降低不够，常不被推荐应用此术式（图 1-2-8）。

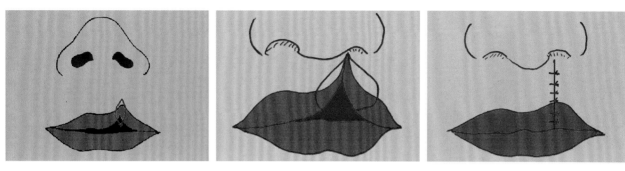

图 1-2-8　直线缝合术
弧形切开两侧裂隙边缘，直接缝合以闭合畸形

2. **三角瓣** · 以传统的 Tennison 法设计切口，并在其基础上变化和改良。本术式适用于各度唇裂，尤适用于二度唇裂。采用下三角瓣插入的方法，降低唇高，延长人中嵴。如果唇高降低不够，可于健侧设计附加切口，切开、分离、松解后调整唇高（图 1-2-9）。

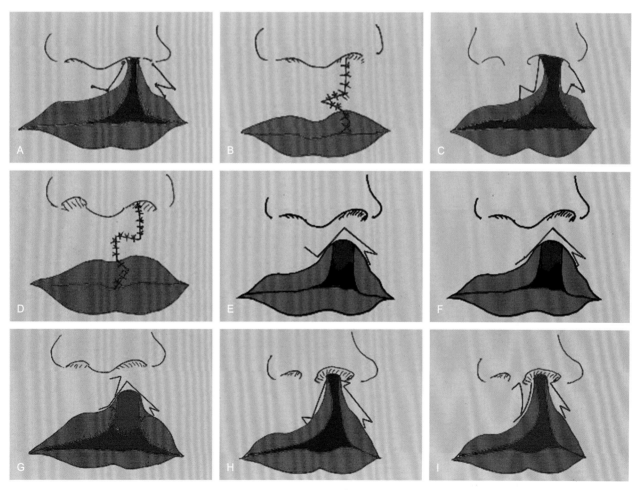

图 1-2-9　三角瓣
A~D. 三角瓣的基本术式，手术前后 | E~I. 三角瓣变化术式

3. **矩形瓣** · 以 Le Mesurier 法设计切口，并在其基础上变化和改良，适用于各种程度的唇裂（图 1-2-10）。

4. **旋转推进瓣** · 以经典的 Millard 法设计切口，并在此基础上变化和改良（图 1-2-11）。

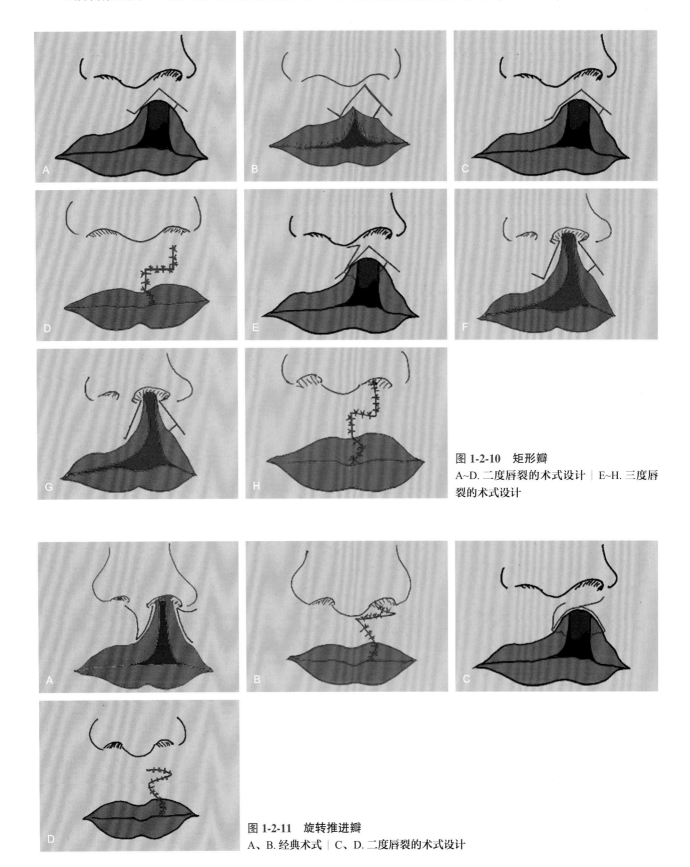

图 1-2-10　矩形瓣
A~D. 二度唇裂的术式设计 ｜ E~H. 三度唇裂的术式设计

图 1-2-11　旋转推进瓣
A、B. 经典术式 ｜ C、D. 二度唇裂的术式设计

（三）双侧唇裂修复术

双侧唇裂的修复有三角瓣、矩形瓣、旋转推进瓣等方法。常规做法均以一种修复术设计，不混合使用多种修复术。

1. **三角瓣** · 双侧裂隙均以三角瓣法设计切口（图 1-2-12）。

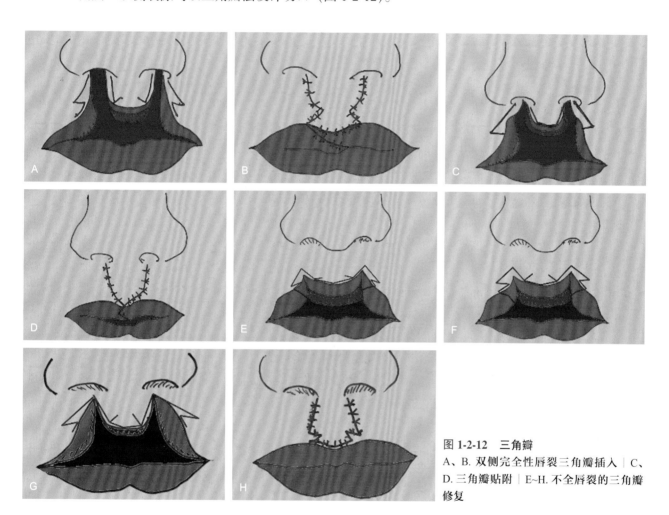

图 1-2-12 三角瓣
A、B. 双侧完全性唇裂三角瓣插入 | C、
D. 三角瓣贴附 | E~H. 不全唇裂的三角瓣
修复

2. **矩形瓣** · 双侧裂隙均以矩形瓣法设计切口（图 1-2-13）。

3. **旋转推进瓣** · 双侧裂隙均以旋转推进瓣设计切口（图 1-2-14）。

（四）正中唇裂修复术

正中唇裂的修复以微创为原则，直线缝合创伤最少。

直线缝合术 · 切开裂缘，略做分离，直接缝合（图 1-2-15）。

（五）各类唇裂备选术式

手术的方式与唇腭裂的损害程度、分类和范围密切相关。本书中介绍的术式，在思路、理念、方法上基本依据传统经典的术式，遵循唇部和腭部肌肉生理解剖的复位和功能的修复，兼顾形态的原则。笔者根据自己的临床经验、认识，触类旁通，举一反三，进行了灵活机动的改进。从而在术式的选择、缝

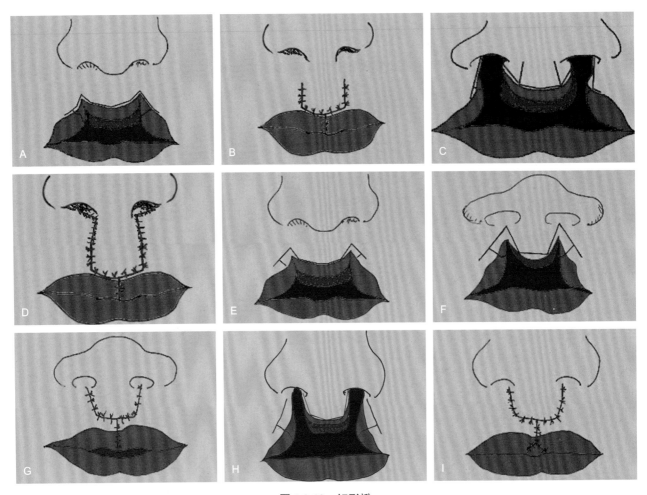

图 1-2-13　矩形瓣

A~D. 双侧唇裂原长法术式，切线沿唇缘设计 | E~I. 双侧唇裂加长法术式，切线在唇白设计

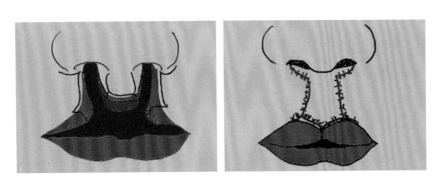

图 1-2-14　旋转推进瓣手术前后

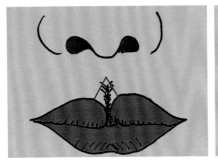
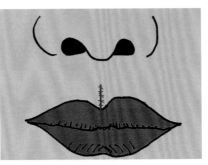

图 1-2-15　正中唇裂直线缝合术手术前后

合材料的选用、操作技巧的推敲等方面，力求将唇腭裂手术的修复效果达到精准、完美的目的。下面介绍先天性唇腭裂修复的手术原则、临床分类（分度）以及采用的相关术式。

1. **修复的原则与目标**

（1）手术原则：①切口最短，从简弃繁，创伤最小。②操作轻巧，层次精准，线材精良。③取多补少，组织转移，以横向的材料补纵向的组织。

（2）设计原则：①皮肤、黏膜以二维表面设计，深层肌肉以三维结构的模式构思。②表面切口的设计需注重外观及美容，形成唇形的亚单位外观、细节。深层肌肉、组织构建唇形的框架、结构，决定了唇部的立体效果。③设计：点、线、面、体的构思灵活、机动，贯穿术程。

（3）修复目标：闭合裂隙，左右对称，高低一致，兼顾平整，线齐峰正，瘢痕短少。

2. **单侧唇裂** · 根据单侧唇裂裂隙程度的不同，备选的术式也不尽相同。

（1）单侧一度唇裂备选术式：直接缝合术或三角瓣插入（图1-2-16）。

（2）单侧二度唇裂备选术式：直线缝合术、三角瓣或矩形瓣或旋转推进瓣等方法。单侧（浅）二度唇裂备选术式见图1-2-17；单侧（深）二度唇裂备选术式见图1-2-18。

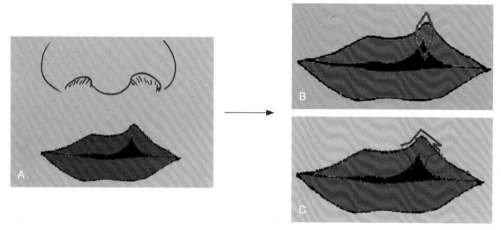

图1-2-16 单侧一度唇裂备选术式
A. 一度单侧唇裂 | B. 直线缝合法 | C. 三角瓣

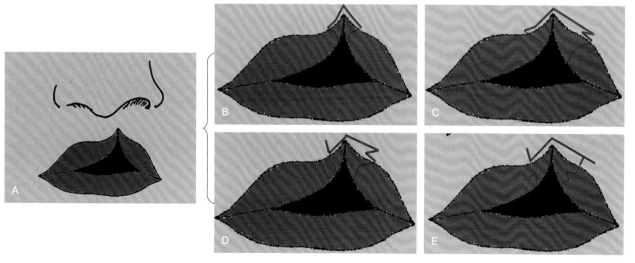

图1-2-17 单侧（浅）二度唇裂备选术式
A. 单侧（浅）二度唇裂 | B. 直接缝合 | C、D. 三角瓣 | E. 矩形瓣

（3）单侧三度唇裂备选术式：三角瓣或矩形瓣、旋转推进瓣（图1-2-19）。另外，也可以参照单侧（深）二度唇裂备选术式（图1-2-18）。

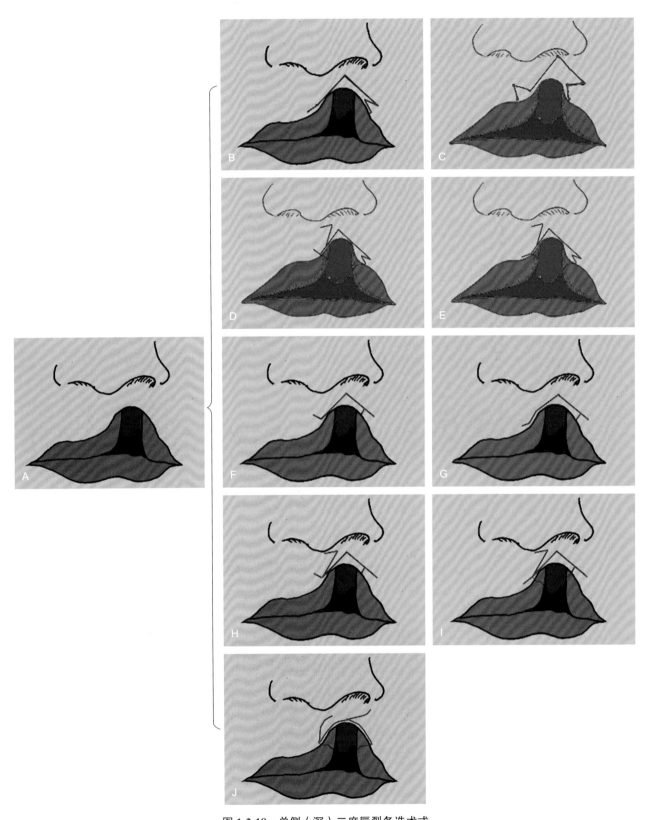

图 1-2-18　单侧（深）二度唇裂备选术式

A. 单侧（深）二度唇裂 | B~E. 三角瓣及改良、变化的术式 | F~I. 矩形瓣及改良、变化的术式 | J. 旋转推进瓣

3. **双侧唇裂** · 根据双侧唇裂裂隙程度不同，备选的术式有三角瓣、矩形瓣和旋转推进瓣（图 1-2-20、图 1-2-21）。第一类双侧唇裂备选术式见图 1-2-20；第二类双侧唇裂备选术式见图 1-2-21；第三类双侧唇裂可选择三角瓣（图 1-2-22）、矩形瓣（图 1-2-23）、旋转推进瓣（图 1-2-24）等术式。

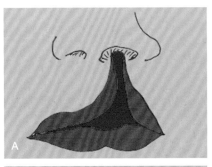
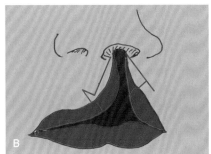
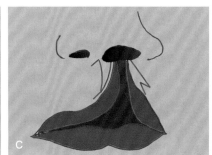

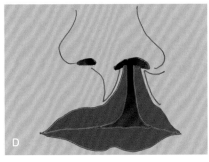

图 1-2-19　单侧三度唇裂备选术式
A. 单侧三度唇裂 | B. 矩形瓣 | C. 三角瓣 | D. 旋转推进瓣

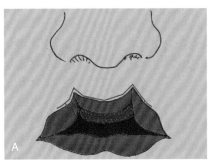
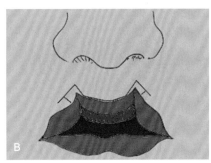
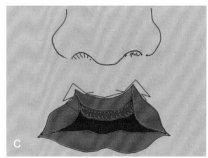

图 1-2-20　第一类双侧唇裂备选术式
A. 矩形瓣（原长法）| B. 矩形瓣（加长法）| C. 三角瓣

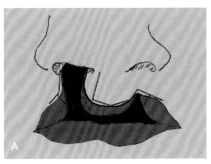
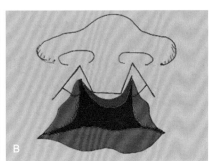
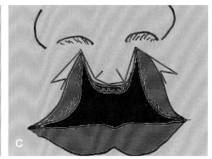

图 1-2-21　第二类双侧唇裂备选术式
A. 混合型双侧唇裂的矩形瓣（原长法）| B. 双侧二度唇裂的矩形瓣（加长法）| C. 三角瓣

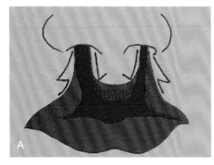
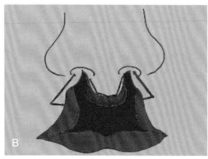

图 1-2-22　第三类双侧唇裂备选术式
（三角瓣）
A. 插入法 ｜ B. 贴附法

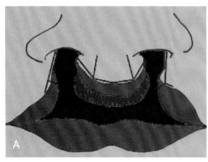
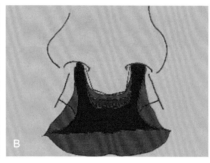

图 1-2-23　第三类双侧唇裂备选术式
（矩形瓣）
A. 原长法 ｜ B. 加长法

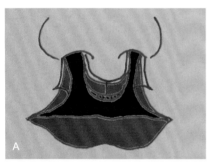
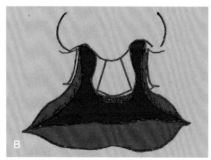

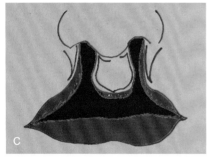

图 1-2-24　第三类双侧唇裂备选术式
（旋转推进瓣）
A. 术式一 ｜ B. 术式二 ｜ C. 术式三

4. 正中唇裂备选术式·常用直线缝合式（图 1-2-25）。

5. 唇裂继发畸形备选术式·常见唇裂继发畸形部位有唇部、鼻部，其对应的术式如下。

（1）唇红缘不齐的修复：选用直线缝合术（图 1-2-26）或 Z 字成形术（图 1-2-27）。

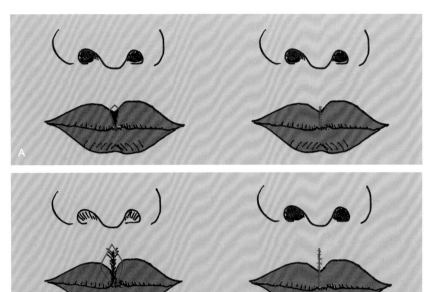

图 1-2-25　正中唇裂备选术式
常用直线缝合法。A.一度唇裂的术式 | B.
二度唇裂的术式

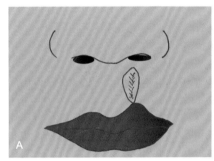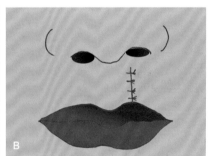

图 1-2-26　直线缝合术修复唇红缘不齐
A. 弧行切开 | B. 直线缝合

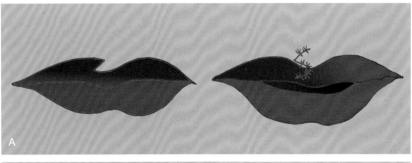

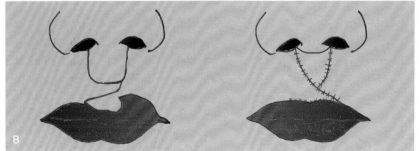

图 1-2-27　Z 字成形术修复唇红缘不齐
A、B.两种不同程度唇红不齐，分别应用
Z 字成形术的手术前后

（2）唇红凹陷的修复：轻度的唇红凹陷，可以用 V-Y 成形术矫正，严重者需用多种唇裂修复术矫正，如三角瓣、矩形瓣或旋转推进瓣等术式（图 1-2-28~图 1-2-31）。

1）V-Y 成形术：采用 V 形切开，做 Y 形缝合的方法（图 1-2-28）。

2）三角瓣：切开后分离组织，分层缝合（图 1-2-29）。

3）矩形瓣：跨沟设计矩形瓣，切除瘢痕，调整形态，逐层缝合（图 1-2-30）。

4）旋转推进瓣：沿上唇瘢痕设计切口，切开皮肤，切除瘢痕，分离各层组织，调整外形，逐层缝合。鼻翼塌陷，鼻孔缘内做星月形切口，切除多余的组织，间断缝合（图 1-2-31）。

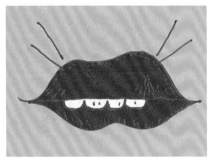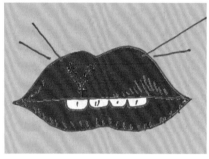

图 1-2-28　V-Y 成形术修复唇红凹陷

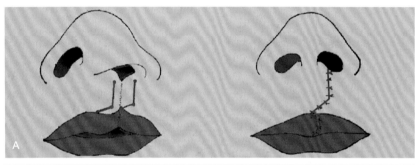

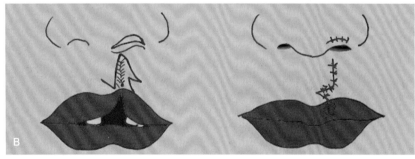

图 1-2-29　三角瓣修复唇红凹陷
A. 三角瓣一边沿唇红缘设计（手术前后）｜B. 三角瓣均设计在唇白区（手术前后）

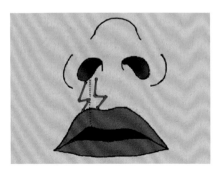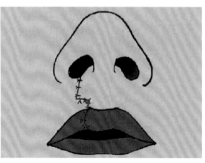

图 1-2-30　矩形瓣修复唇红凹陷

（3）唇弓消失的修复：唇红缘不明显，采用唇形成形术重建唇形。唇红缘设计唇弓形态，切除弓状瘢痕，间断直接缝合（图 1-2-32）。

（4）唇高短缩的修复：采用 Z 字成形术。设计 Z 字瓣，松解挛缩的瘢痕，调整唇高，矫正畸形（图 1-2-33）。

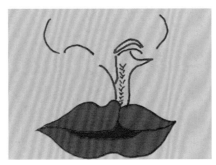
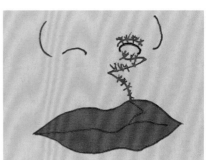

图 1-2-31 旋转推进瓣修复唇红凹陷

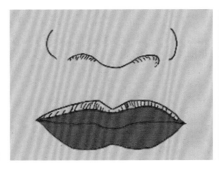
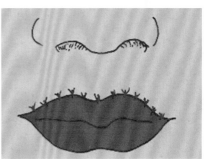

图 1-2-32 唇形成形术修复唇弓消失

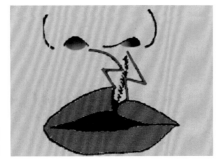
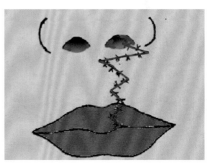

图 1-2-33 Z 字成形术修复唇高短缩
上唇高短缩畸形，切除瘢痕，下降唇高

（5）上唇缺损短缩的修复：采用 R 瓣成形术。上唇缺损，一期将下唇组织带蒂转移至上唇，2~3 周后断蒂，修复畸形（图 1-2-34）。

（6）鼻尖不正的修复：鼻尖不正表现为鼻尖歪扭、不正畸形，备选术式为鼻翼新月形切除法和鼻翼软骨修整法。

1）新月形切除法：鼻孔缘新月形切除皮肤，间断缝合（图 1-2-35）。

2）鼻翼软骨修整法：将鼻翼软骨暴露、分离，调整位置、固定软骨，矫正鼻外形（图 1-2-36）。

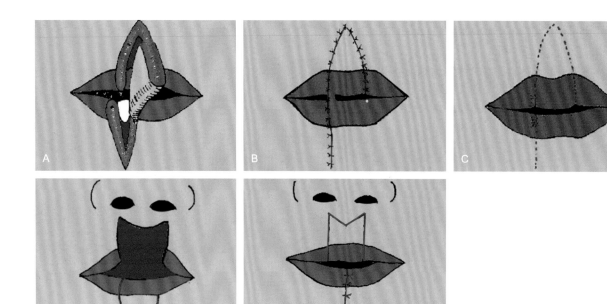

图 1-2-34　R 瓣成形术修复上唇缺损短缩

A~C. 小部分缺损的修复 ｜ D、E. 大部分缺损的修复

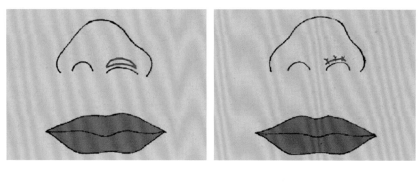

图 1-2-35　新月形切除法修复鼻尖不正

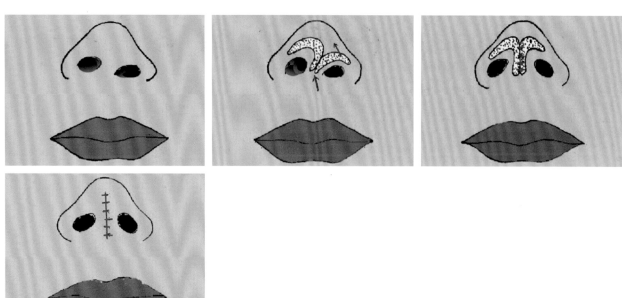

图 1-2-36　鼻翼软骨修整法修复鼻尖不正

（7）鼻孔基底裂隙的修复：轻微的鼻底裂隙可以采用菱形切除法；病情严重、复杂的患者，可考虑联合使用 V-Y 成形术。

1）菱形切除法：菱形切除，直接缝合（图 1-2-37）。

2）V-Y 成形术：可以组合其他术式，行 V-Y 瓣滑行修复（图 1-2-38）。

（8）鼻孔塌陷、扁宽的修复

1）滑行推进瓣：V 形切除瘢痕，鼻孔基底做滑行切口，鼻孔内切除部分组织，鼻翼向内滑行、推进，缝合创面（图 1-2-39）。

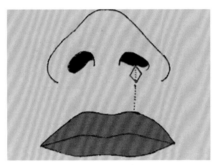
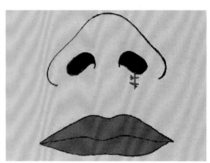

图 1-2-37　菱形切除法修复鼻孔基底裂隙

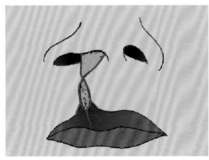
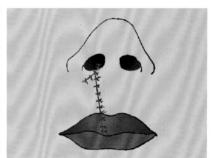

图 1-2-38　V-Y 成形术修复鼻孔基底裂隙

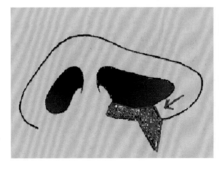
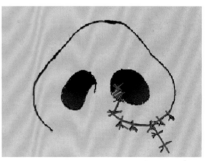

图 1-2-39　滑行推进瓣修复鼻孔塌陷、扁宽

2）Z 字成形术：利用横向的组织，转移插入纵向的组织内，调整鼻孔大小（图 1-2-40）。

（9）鼻孔不等的修复：多采用 Z 字成形术，于鼻翼脚设计 Z 字瓣，调整鼻孔大小（图 1-2-41）。

（10）鼻尖过低的修复

1）V-Y 成形术：鼻尖做 V 形、蝶形切口，切口皮肤，分离鼻翼软骨后做 Y 形、伞形或 T 形缝合（图 1-2-42）。

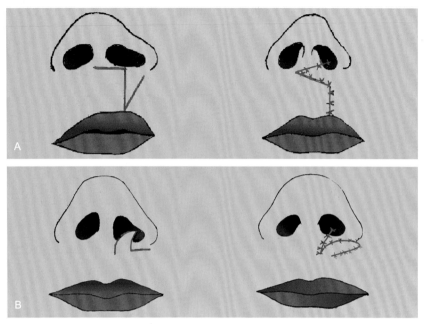

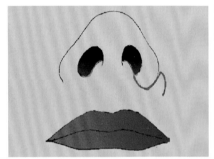
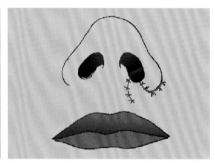

图 1-2-40　Z 字成形术修复鼻孔塌陷、扁宽
A. 皮瓣蒂在上方，转移插入鼻柱基底（手术前后）｜B. 皮瓣蒂在下方，转移插入鼻翼脚基底（手术前后）

图 1-2-41　Z 字成形术修复鼻孔不等切开皮肤，转移皮瓣，增大鼻孔

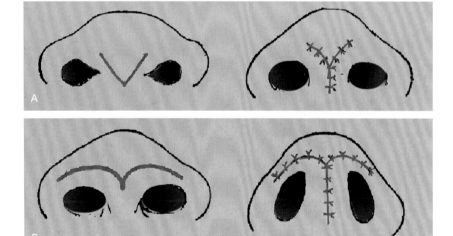

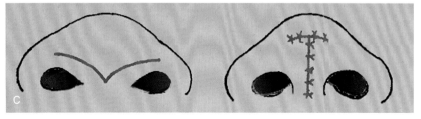

图 1-2-42　V-Y 成形术修复鼻尖过低
A. V 形切口，Y 形缝合（手术前后）｜B. 蝶形切口，伞形缝合（手术前后）｜C. 蝶形切口，T 形缝合（手术前后）

2）矩形瓣：两侧矩形切口切开，设计 2 个舌形瓣，切开皮肤，将两瓣旋转、插入缝合，延长鼻柱、抬高鼻尖（图 1-2-43）。

（11）唇柱过短的修复：上唇过短畸形，设计 W 瓣，切开皮肤后，分离松解皮下组织，延长上唇，如图缝合（图 1-2-44）。

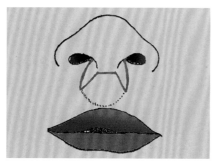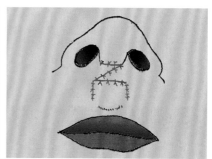

图 1-2-43　矩形瓣延长、抬高鼻梁修复鼻尖过低

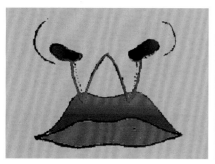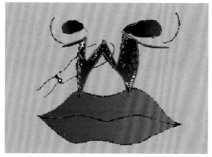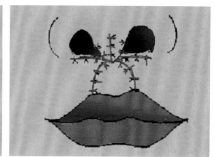

图 1-2-44　W 瓣修复唇柱过短的修复

二、腭裂修复术式

（一）腭裂修复的原则与目标

手术是腭裂治疗的主要手段，手术治疗腭裂需遵循的原则及修复的目标如下。

1. **手术原则**·①闭合裂隙：封闭裂隙缘。②闭合腭咽：腭瓣后退尽量充分，重建腭咽启闭功能。③保护血液循环：应全层分离组织，血管束分离宜锐性与钝性结合，顺着血管走行分离。④安全可靠：止血确切，严防异物，勿堵气道，慎之又慎！

2. **设计原则**·①最少损伤：避免无效损伤。②以蒂为瓣：以血管束或组织瓣为蒂。③量入为出：切取材料应以够用为度，精准无误。④松解充分：足够的分离、松解才能充分地腭瓣后退，无张力缝合。

3. **修复目标**·①闭合裂隙：裂隙的闭合不仅是腭裂修复的直接成果，也是修复的基础目标。②腭咽闭合：良好的腭咽闭合为正常的发声创造了解剖和生理基础。

（二）腭裂术式

修复腭裂的术式较多，总的归纳起来包括以下几种：直线修复法、转瓣后退法、兰氏法、单瓣法、二瓣法、三瓣法、四瓣法、单一 Z 字瓣法、反向双 Z 字瓣法（Furlow 法）、犁骨瓣法、龈夹沟瓣法等。这些术式各有其对应或推崇的适应证，即不同程度的腭裂状况，各种式的切口设计见图 1-2-45～图 1-2-55。

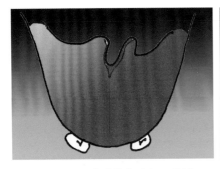

图 1-2-45　直线修复法切口设计

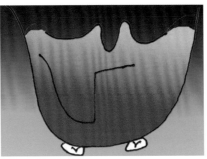

图 1-2-46　转瓣后退法切口设计

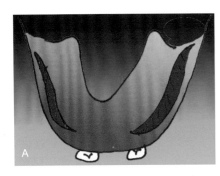

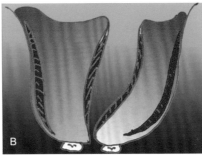

图 1-2-47　兰氏法切口设计
A.二度腭裂的切口设计 | B.三度腭裂的切口设计

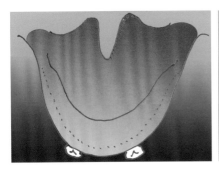

图 1-2-48　单瓣法切口设计

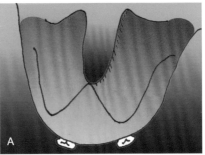

图 1-2-49　二瓣法切口设计
A.二度腭裂 | B.三度腭裂

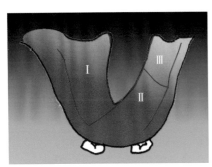

图 1-2-50　三瓣法切口设计

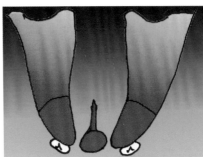

图 1-2-51　四瓣法切口设计

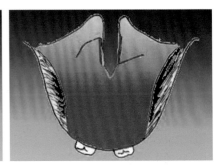

图 1-2-52　单一 Z 字瓣法切口设计

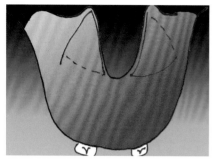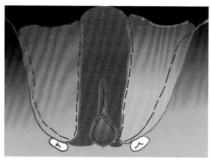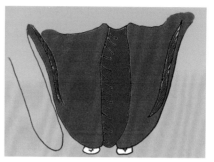

| 图 1-2-53　反向双 Z 字瓣法切口设计 | 图 1-2-54　犁骨瓣法的切口设计 | 图 1-2-55　龈夹沟瓣法的切口设计 |

（三）各类腭裂备选术式

1. **悬雍垂裂（一度腭裂）**：一度腭裂程度较轻，手术相对简单，可以选用直线修复法、转瓣后退法闭合裂隙（图 1-2-56、图 1-2-57）。

（1）直线修复法：切开裂缘（裂缘一般比较松弛）分为鼻侧黏膜、肌层、咽侧黏膜，三层吻合。肌层需用（3-0）可吸收线缝合，黏膜可用（3-0、4-0、5-0）非吸收线缝合（图 1-2-56）。

（2）转瓣后退法：于一侧硬腭处设计蒂在软腭的舌形瓣，先修复裂缘，方法同前。切开舌形瓣，分离、旋转舌形瓣。后退延长腭瓣，分层缝合（图 1-2-57）。

2. **软腭、部分硬腭裂（二度腭裂）**：二度腭裂程度为中等，手术方法较多，常选用单瓣法、兰氏法、二瓣法和三瓣法。也可选择其他术式，如单一 Z 字瓣法、反向双 Z 字瓣法（Furlow 法）和龈夹沟瓣等。

（1）单瓣法：于硬腭处，近齿龈缘设计弧形半圆切口，切开分离后掀起腭瓣，充分后退腭瓣，同理缝合腭裂裂隙（图 1-2-58）。

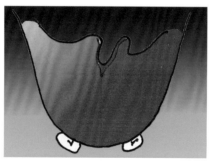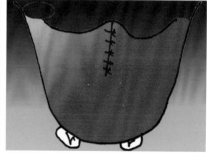

图 1-2-56　直线修复法修复一度腭裂

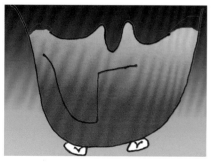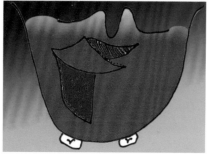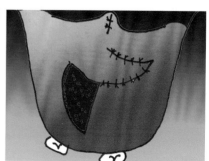

图 1-2-57　转瓣后退法修复一度腭裂

（2）兰氏法：切开两侧的松弛切口，充分分离，滑行腭瓣，向裂隙靠拢，分三层缝合（图 1-2-59）。

（3）二瓣法：切开两侧的松弛切口，分离后形成两瓣，以软腭侧为蒂，掀起腭瓣，向裂隙靠拢，同上分三层缝合（图 1-2-60）。

（4）三瓣法：于一侧设计二瓣，前后二蒂。另一瓣蒂在软腭部。切开、分离后叠加缝合，封闭裂隙，形成腭瓣后退、延长（图 1-2-61）。

（5）单一 Z 字瓣法：于软腭处，设计 Z 字全层切口（图 1-2-62）。

（6）反向双 Z 字瓣法（Furlow 法）：实线为咽侧切口，虚线为鼻侧切口，术中反向 Z 字缝合（图 1-2-63）。

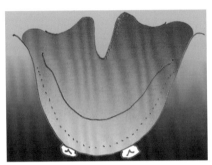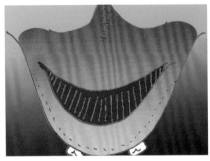

图 1-2-58　单瓣法修复二度腭裂

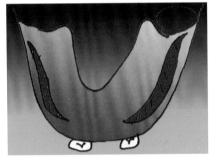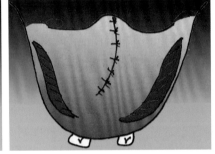

图 1-2-59　兰氏法修复二度腭裂

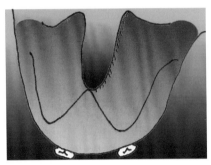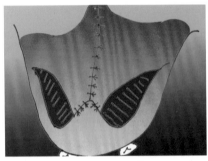

图 1-2-60　二瓣法修复二度腭裂

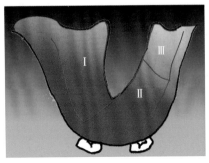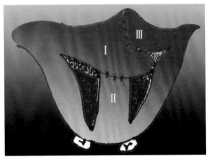

图 1-2-61　三瓣法修复二度腭裂
设计三瓣，切开分离后，旋转腭瓣，如图缝合（手术前后）

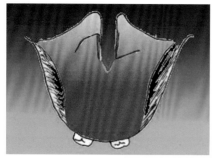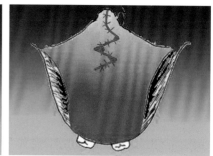

图 1-2-62 单一 Z 字瓣法修复二度腭裂

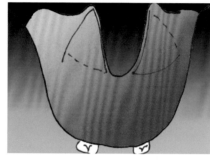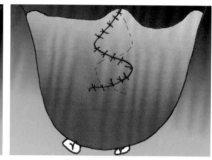

图 1-2-63 反向双 Z 字瓣法修复二度腭裂

3. **软、硬腭裂（三度腭裂）** 三度腭裂程度最大，可选的术式包括：兰氏法、二瓣法、三瓣法、四瓣法、单一 Z 字瓣法、犁骨瓣法和龈夹沟瓣法等。

（1）兰氏法：切开两侧的松弛切口，充分分离，滑行腭瓣，向裂隙靠拢，分三层缝合（图 1-2-64）。

（2）二瓣法：切开两侧的松弛切口，充分分离，形成两瓣，以软腭侧为蒂，掀起腭瓣，向裂隙靠拢，分三层缝合（图 1-2-65）。

（3）三瓣法：设计三瓣，切开分离后，旋转腭瓣，重新组合，如图缝合（图 1-2-66）。

（4）四瓣法：设计四瓣，切开分离后，旋转腭瓣，重新组合，修复裂隙，如图缝合（图 1-2-67）。

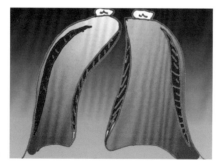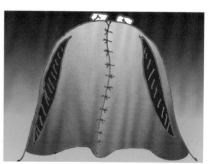

图 1-2-64 兰氏法修复三度腭裂

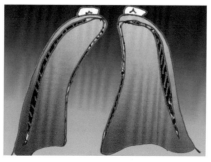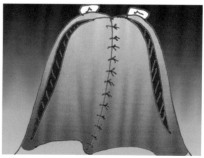

图 1-2-65 二瓣法修复三度腭裂

（5）单一Z字瓣法：切开两侧松弛切口，分离、滑行腭瓣，于软腭处设计Z字瓣，操作同前，分三层缝合（图1-2-68）。

（6）犁骨瓣法：如图设计，切开分离后，鼻侧黏膜与犁骨黏膜缝合，余下缝合肌层、咽侧黏膜，修复裂隙（图1-2-69）。

（7）龈夹沟瓣法：利用龈夹沟的黏膜组织设计舌形黏膜瓣，翻转用于软、硬腭交界处的创面（图1-2-70）。

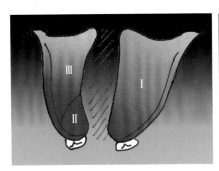
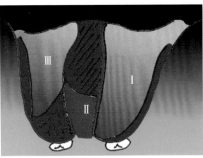
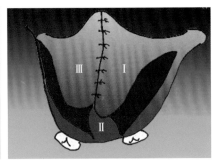

图 1-2-66　三瓣法修复三度腭裂

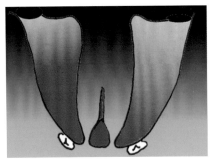
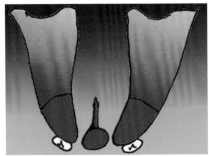
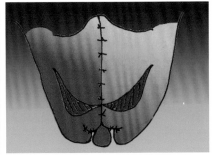

图 1-2-67　四瓣法修复三度腭裂

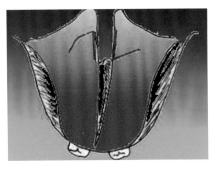
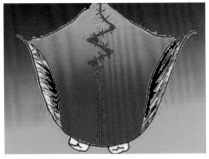

图 1-2-68　单一 Z 字瓣法修复三度腭裂

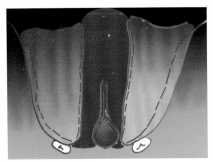
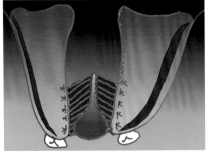
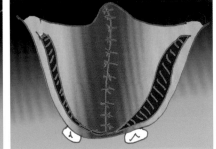

图 1-2-69　犁骨瓣法修复三度腭裂

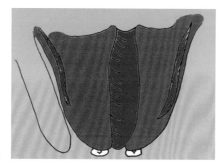
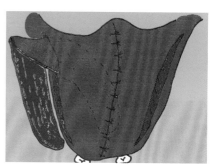

图 1-2-70　龈夹沟瓣法修复三度腭裂

（四）腭裂术后继发畸形的修复

常见腭裂术后畸形有腭瘘、腭复裂、腭咽闭合不全，修复的方法较多，主要包括减张缝合法、减张旋转法、单瓣旋转法、两瓣法等。

1.**腭瘘**·腭瘘的修复方法因发生的部位不同而各有不同，分述如下。

（1）减张缝合法：设计两侧松弛切口，切开、分离向中央靠拢，修复瘘隙（图 1-2-71）。

（2）减张旋转法：于腭瘘对侧设计松弛切口，切开后分离腭瓣，修复瘘隙（图 1-2-72）。

（3）单瓣旋转法：弧形设计切口，切开后分离，旋转腭瓣，缝合瘘隙（图 1-2-73）。

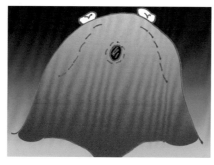
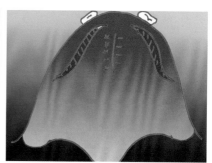

图 1-2-71　减张缝合法修复腭瘘

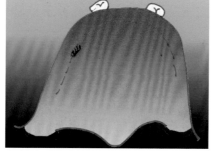
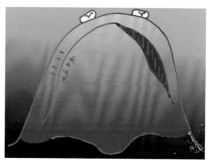

图 1-2-72　减张旋转法修复腭瘘

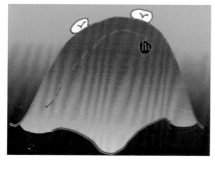
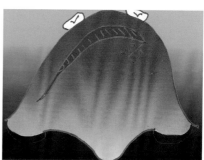

图 1-2-73　单瓣旋转法修复腭瘘

(4) 两瓣法：设计 W 字切口，切开分离腭瓣，将三角瓣插入缝合，修复瘘隙（图 1-2-74）。

2. **腭复裂** · 各种原因导致创缘愈合不良，重新裂开，裂隙较大，一般采用松弛、减张腭瓣修复（图 1-2-75）。

3. **腭咽闭合不全** · 通常采用咽缩小术（咽喉壁瓣）。于咽喉壁设计矩形瓣，切开黏膜，分离组织，如图缝合，缩小咽腔（图 1-2-76）。

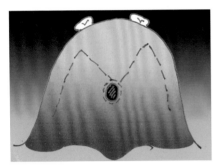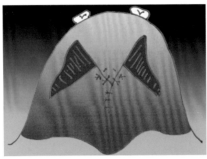

图 1-2-74　两瓣法修复腭瘘

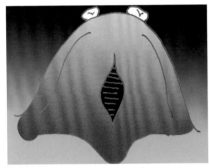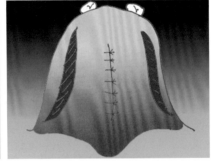

图 1-2-75　减张缝合法修复腭复裂

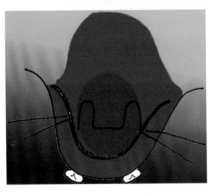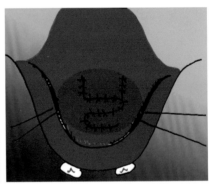

图 1-2-76　咽缩小术修复腭咽闭合不全

第三节 · 唇腭裂手术器械

一、唇裂手术器械

　　唇裂手术包（器械 17 件）· 手术刀柄（3#）1 个，持针钳 1 把，眼科剪（直头、弯头）各 1 把，组织剪 1 把，蚊式止血钳（弯、直）各 2 把，眼科镊 1 把（单齿），整形镊（有齿、无齿）各 1 把，单、双齿钩各 1 只，组织钳 2 把，量杯 1 只（图 1-3-1）。

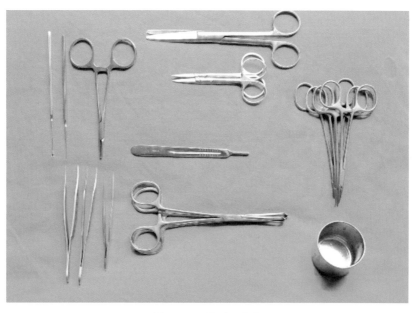

图 1-3-1　唇裂手术包
器械 17 件

二、腭裂手术器械

1. **腭裂手术包**·手术器械 16 件：长手术刀柄 1 把，扁桃体剪刀、长直剪刀、组织剪刀各 1 把，血管钳 2 把，长镊（有齿、无齿）各 1 把，扁桃体、中隔、黏骨膜剥离器各 1 把，持针钳 1 把，组织钳 2 把，量杯 1 只，弯盘 1 只。开口器（总成）1 套（图 1-3-2）。

2. **腭裂开口器总成**·框架组成 1 件，舌板拉钩 3 件，口侧拉钩组成 2 件（图 1-3-3）。

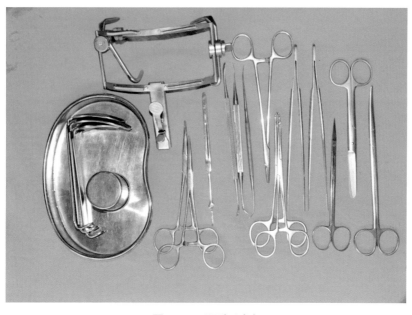

图 1-3-2　腭裂手术包
手术器械 16 件，开口器（总成）1 套

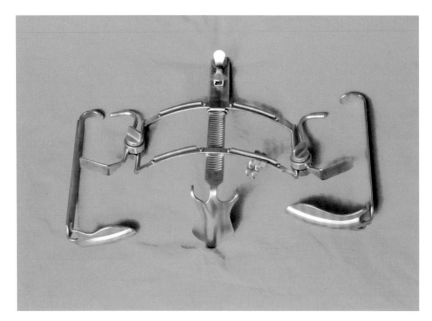

图 1-3-3　开口器总成 6 件套

三、开口器的安置与取出

开口器的安置与取出操作细节见图 1-3-4。

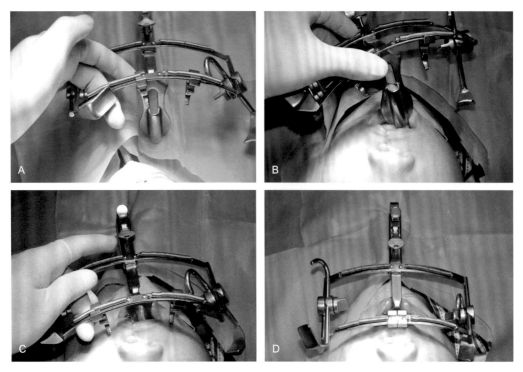

图 1-3-4　开口器的使用安置与取出过程
A. 提起开口器 ｜ B. 放入压舌板 ｜ C. 对准气管槽 ｜ D. 再放双持钩

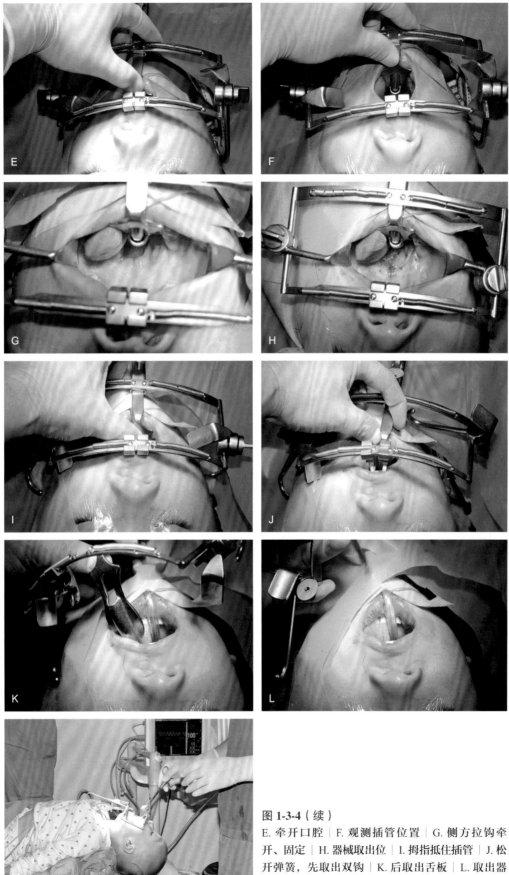

图 1-3-4（续）
E. 牵开口腔 | F. 观测插管位置 | G. 侧方拉钩牵
开、固定 | H. 器械取出位 | I. 拇指抵住插管 | J. 松
开弹簧，先取出双钩 | K. 后取出舌板 | L. 取出器
械 | M. 手术时的体位：背部垫高，自然仰头位

第四节·特殊缝合技巧

一、唇裂缝合技巧

（一）角 −3D 连续缝合法

1.**用途**·根据几何力学原理和三角形创面修复的特点，摸索出"一线二面三维"的角 −3D 连续缝合法，本法特别适用于唇裂手术中所遇到的三角瓣缝合。

2.**方法**·根据缝合的形态，可以分为三边法（图 1-4-1）和顶端法（图 1-4-2）2 种方法。

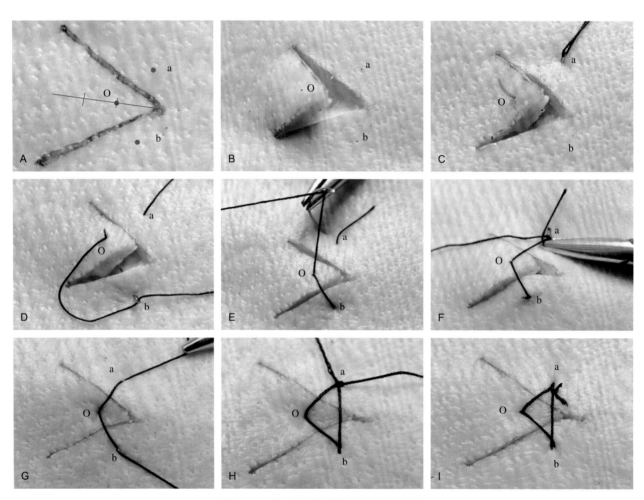

图 1-4-1　角 −3D 连续缝合法（三边法）

A.设计：O 点为角平分线上的 3 等分点。过 O 点，分别做两边垂线的延长线，定 a、b 两点，使 a、b 两点的边距与 O 点的边距相等｜B.三角形创口｜C.a 点进针，O 点出针｜D.b 点进针｜E.O 点出针｜F.a 点进针，b 点出针｜G.提起线头｜H.打结固定｜I.剪线术毕

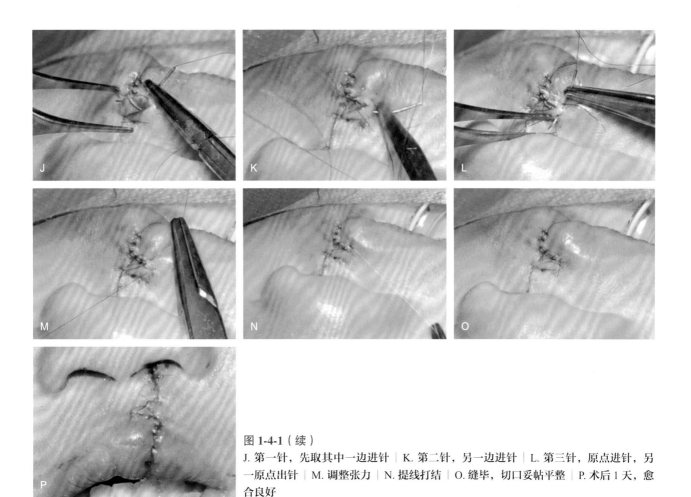

图 1-4-1（续）

J. 第一针，先取其中一边进针 | K. 第二针，另一边进针 | L. 第三针，原点进针，另一原点出针 | M. 调整张力 | N. 提线打结 | O. 缝毕，切口妥帖平整 | P. 术后 1 天，愈合良好

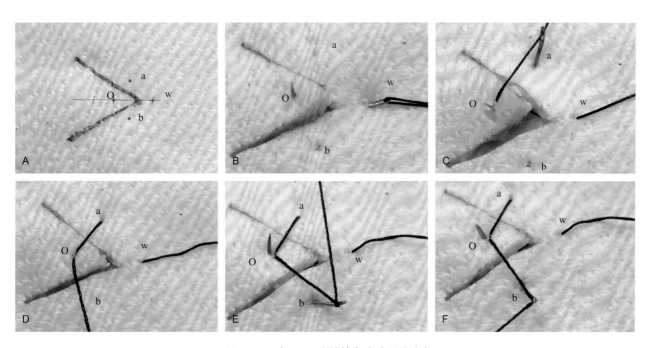

图 1-4-2 角 –3D 连续缝合法（顶端法）

A. 设计：在三角瓣的两边，设 a、b 点（同上），在角平分线上，设 O、w 点。使 O 点、w 点到三角点的距离相等 | B. 第一针：w 点进针，O 点出针 | C. 第二针：a 点进针，O 点出针 | D. O 点出针后 | E. 第三针：b 点进针，O 点出针 | F. O 点出针后

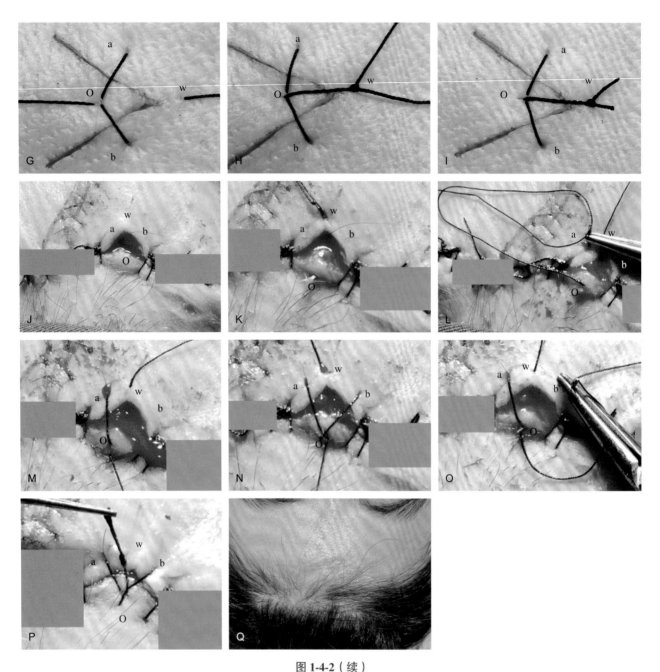

图 1-4-2（续）

G. 提紧线头 | H. 打结固定 | I. 剪线术毕 | J. 临床应用，三角创面 | K. w 点进针 | L. a 点进针 | M. O 点出针 | N. w 点进针，O 点出针 | O. b 点进针，O 点出针 | P. 提线打结 | Q. 术后 3 个月，愈合良好

3. 小结

（1）缝合术式优点：①操作简单方便、损伤小，一线缝合连续线结少。②缝合张力均匀分布，组织三维闭合，严密、精准、有效。③O 点为同一点进出 2~3 次，但不阻断三角瓣尖端的血供。

（2）缝合术式要点：①每次进针均从一边进入。②每个点均进出共 2 次（顶端法缝合的 O 点为 3 次）。③3 次连续缝针，3 条明线，3 条暗线，形成三维网络架。④线材的选择以不吸收的尼龙线材为佳，丝线为次。

（二）鼻翼牵拉缝合法

1. **用途**·鼻翼牵拉缝合法主要用于鼻翼塌陷畸形的修复，提升、抬高鼻翼。

2. **方法**·当剪刀分离鼻翼软骨后，从鼻背的对侧进针，出鼻孔后穿入尼龙线，回抽针头于皮下真皮层。再次进入分离区域，单环或多个回形缝合，出鼻孔后打结（图1-4-3、图1-4-4）。

二、腭裂缝合技巧

腭裂缝合的层次较深，操作较难。腭瓣闭合时，张力常常较大，缝合的密闭程度不一定可靠。为此，可选用以下4种缝合方法、技巧，分别为深浅双圈缝合法、深层单环缝合法、闭腔减张U字缝合法和双层8字缝合法。

（一）深浅双圈缝合法

1. **方法**·本方法操作流程为深层进针，交叉缝合深层，出针浅层，类似纵向褥式缝合（但不完全一致），严密封闭腔隙。

2. **优点**·深层组织闭合严密、可靠，抗张力强度大，即可靠地缝合了深层组织，又较好地对合了浅层的表面。

3. **实验操作和临床应用**·见图1-4-5。

（二）深层单环缝合法

1. **方法**·本方法的操作为从深层表面进针，在深层两侧做单圈缝合，起到封闭腔隙的作用后，出针于浅层表面。

2. **优点**·①拆线后组织内不留线结。②根据滑轮原理，深层闭合的减张力量是单纯缝合的2倍，固定更为确切、可靠。

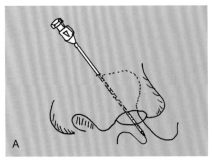
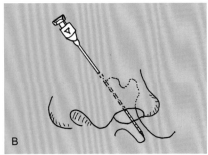
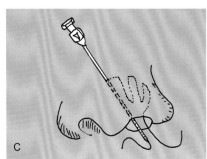
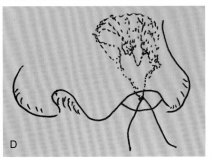

图1-4-3　鼻翼牵拉缝合法
A. 环状缝合 | B、C. 回形缝合，形成不同的层面效果 | D. 鼻孔内打结、固定

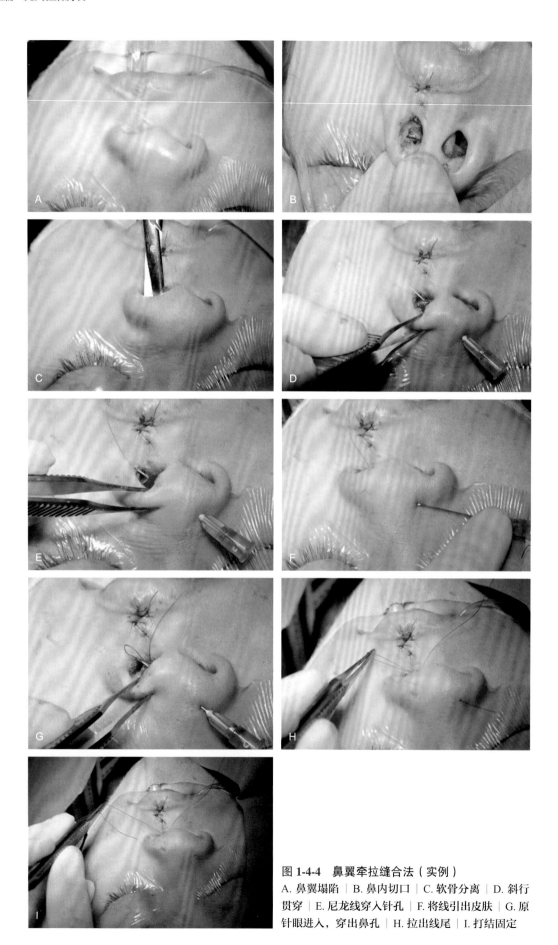

图 1-4-4　鼻翼牵拉缝合法（实例）

A. 鼻翼塌陷｜B. 鼻内切口｜C. 软骨分离｜D. 斜行贯穿｜E. 尼龙线穿入针孔｜F. 将线引出皮肤｜G. 原针眼进入，穿出鼻孔｜H. 拉出线尾｜I. 打结固定

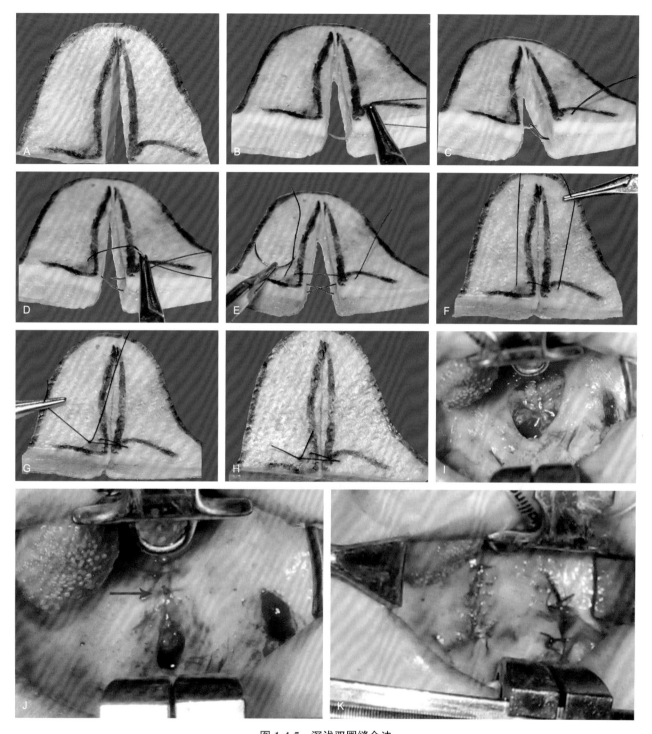

图 1-4-5　深浅双圈缝合法

A. 软、硬腭裂 | B. 深入肌层 | C. 浅出皮层 | D. 浅入皮层 | E. 深入浅出 | F. 提拉双线 | G. 提紧打结 | H. 剪线完毕 | I. 腭裂创面，深层已缝合 | J. 箭头所指为本法缝合点 | K. 术后 1 周，愈合良好

3. 实验操作 · 见图 1-4-6。

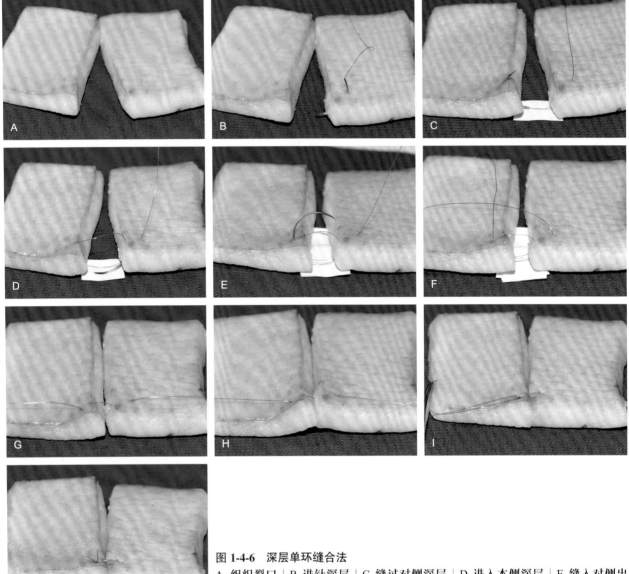

图 1-4-6 深层单环缝合法
A. 组织裂口 | B. 进针深层 | C. 缝过对侧深层 | D. 进入本侧深层 | E. 缝入对侧出针 | F. 单环缝合深层（腔隙）| G. 提线、靠拢 | H. 收紧单环 | I. 打结固定 | J. 剪线术毕

4.临床应用 · 与修复腭裂时同样处理，见图 1-4-7。

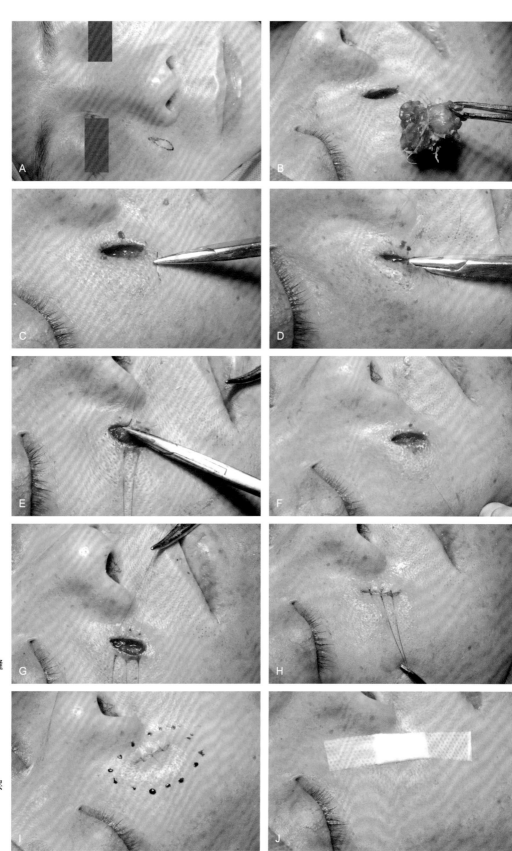

图 1-4-7　深层单环缝合法（实例）

A. 面部肿块

B. 切除瘤体

C. 进针皮下

D. 针挂对侧

E. 再钩同侧

F. 穿出对侧，封闭深层

G. 同理缝合 3 针

H. 提紧剪线

I. 显示范围

J. 术毕敷贴

（三）闭腔减张 U 字缝合法

1. **方法** · 该方法主要用于腭裂手术的腭瓣缝合，起到闭合腔隙及减张作用。

2. **优点** · 该缝合方法的优点在于可以拆线而不留线结于组织内。

3. **实验操作** · 见图 1-4-8。

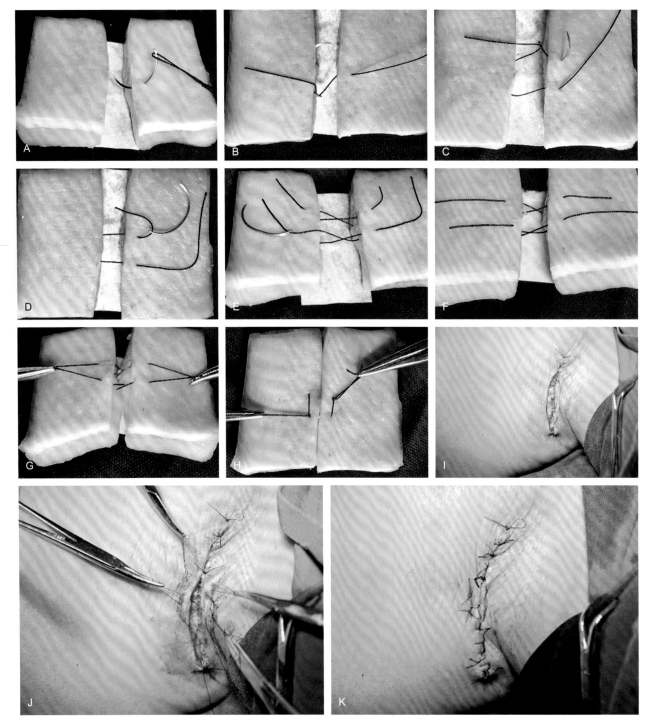

图 1-4-8　闭腔减张 U 字缝合法

A. 进针皮下 | B. 横缝深层 | C. 浅层出针 | D. 形成 U 字 | E. 对侧同样处理 | F. 双侧 U 字 | G. 闭合腔隙 | H. 打结固定 | I. 应用创面 | J. 减张缝合 | K. 打结固定

（四）双层 8 字缝合法

1. **方法** · 该方法主要用于腭裂手术、鼻侧黏膜与黏骨膜瓣的缝合（图 1-4-9）。

2. **注意事项** · 由于操作繁复，不太常用，可根据临床实际情况灵活选用。

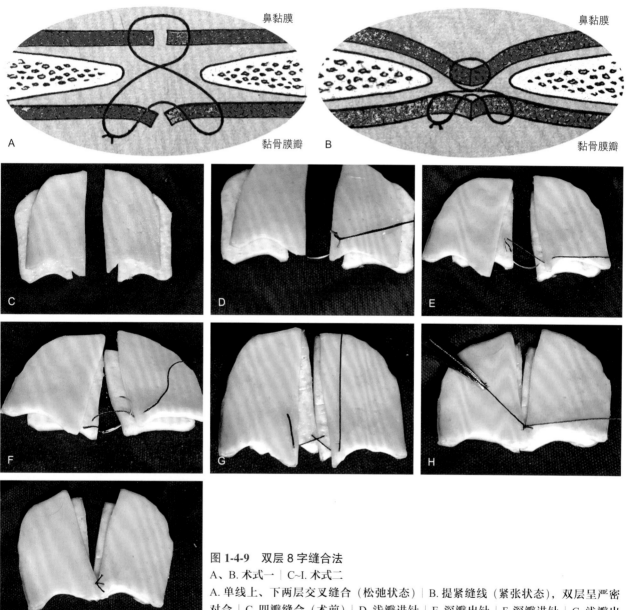

图 1-4-9　双层 8 字缝合法

A、B. 术式一｜C~I. 术式二

A. 单线上、下两层交叉缝合（松弛状态）｜B. 提紧缝线（紧张状态），双层呈严密对合｜C. 四瓣缝合（术前）｜D. 浅瓣进针｜E. 深瓣出针｜F. 深瓣进针｜G. 浅瓣出针｜H. 收紧打结｜I. 剪线术毕

第二章
唇裂的修复

本章以当前临床实践中较为常用、实用及笔者在长期临床工作中摸索而较为推崇的各类修复先天性唇裂的术式为主要内容，采用病例的形式，详细描述手术过程、方法和步骤。目前不常用的传统术式在此不再赘述。

第一节·单侧唇裂的修复

一、单侧一度唇裂

【病例 1】

(1) 病史介绍：男童，3 岁。单侧一度唇裂，上唇红裂开，凹陷畸形。

(2) 临床表现：唇红裂隙 1 mm，微小凹陷，沟状缺损。左侧人中嵴平坦，皮下隐裂。

(3) 手术方法：①梭形切除，直线修复法。②皮下隐裂，褥式缝合固定。

(4) 操作要点：①仅在唇裂处设计切口。②唇白隐裂的分离路径为从创口进入，潜行分离。

(5) 注意事项：皮下隐裂，不做切口。

(6) 操作步骤：见图 2-1-1。

【病例 2】

(1) 病史介绍：女性，19 岁。右侧一度不全唇裂，唇红微小裂开。

(2) 临床表现：唇红裂隙 2 mm，人中嵴平坦，唇红不齐，皮下隐裂，鼻孔不等。

(3) 手术方法：①对三角瓣法。②鼻底 V-Y 成形术。

(4) 操作要点：①对三角瓣的角为 60°。②鼻底 Y 切线长度为两鼻孔径之差（注意考虑皮肤的伸缩因素）。

(5) 注意事项：黏膜下需做减张缝合。

(6) 操作步骤：见图 2-1-2。

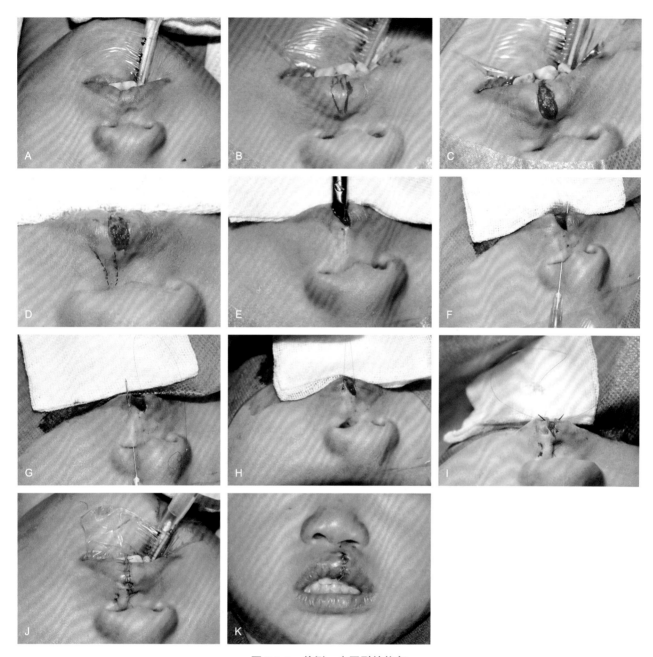

图 2-1-1　单侧一度唇裂的修复

A. 唇红凹陷 | B. 切开黏膜 | C. 切除表层 | D. 虚线：隐裂分离的范围 | E. 用微型剪刀潜行分离 | F. 穿针引线 | G. 皮下 U 字缝合 | H. 提紧线头，便于褥式缝合 | I. 唇白、唇红褥式缝合 | J. 逐层缝合，术毕 | K. 术后 1 天，外形良好

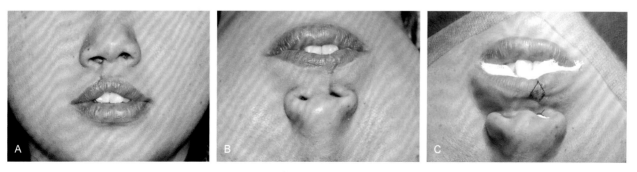

图 2-1-2　右侧一度不全唇裂的修复

A. 唇红畸形 | B. 术中体位 | C. 设计切口

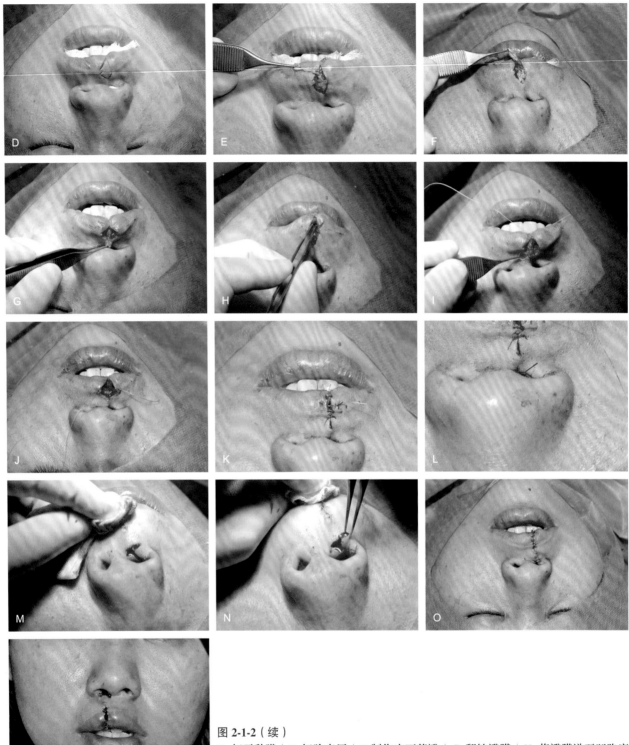

图 2-1-2（续）

D. 切开黏膜｜E. 切除表层｜F. 制作皮下蒂瓣｜G. 翻转瓣膜｜H. 将瓣膜送至凹陷底部｜I. 缝线牵引、固定｜J. 对角缝合｜K. 缝合皮肤｜L. 设计鼻脚切口｜M. 切开皮肤｜N. 提起三角瓣｜O. 逐层缝合｜P. 手术完毕，凹陷修复

【病例 3】

(1) 病史介绍：男性，18 岁。左侧一度不全唇裂，唇红轻微裂开，唇白部分隐裂。

(2) 临床表现：唇红凹陷 3 mm，唇红缘不齐，皮下隐裂。

(3) 手术方法：①下三角瓣法。②唇红口内黏膜采用 V-Y 瓣法。

(4) 操作要点：①顶角为 30°。②角插入切线平行于唇线上方 2 mm。

(5) 注意事项：于唇红黏膜干湿交界处，设计三角瓣，插入对侧，调整唇红凹陷。

(6) 操作步骤：见图 2-1-3。

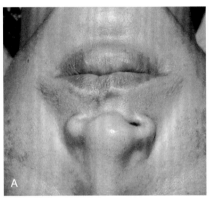 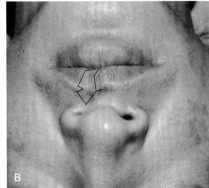 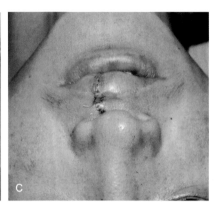

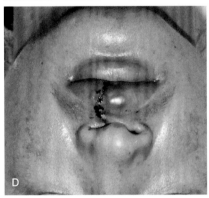

图 2-1-3 左侧一度不全唇裂的修复
A. 上唇畸形 | B. 术前设计 | C. 术毕形态 | D. 术后 1 天，外形修复良好

二、单侧二度唇裂

【病例 1】

(1) 病史介绍：男童，10 个月。左侧二度唇裂，唇红及唇分唇白裂开畸形。

(2) 临床表现：最大裂隙 5 mm，裂隙未及鼻底。

(3) 手术方法：下三角瓣法。

(4) 操作要点：①尖角设计为 30°。②角插入切线平行于唇线上方 2 mm。

(5) 注意事项：于黏膜干湿交界处，设计三角瓣，插入对侧，调整唇红凹陷。

(6) 操作步骤：见图 2-1-4。

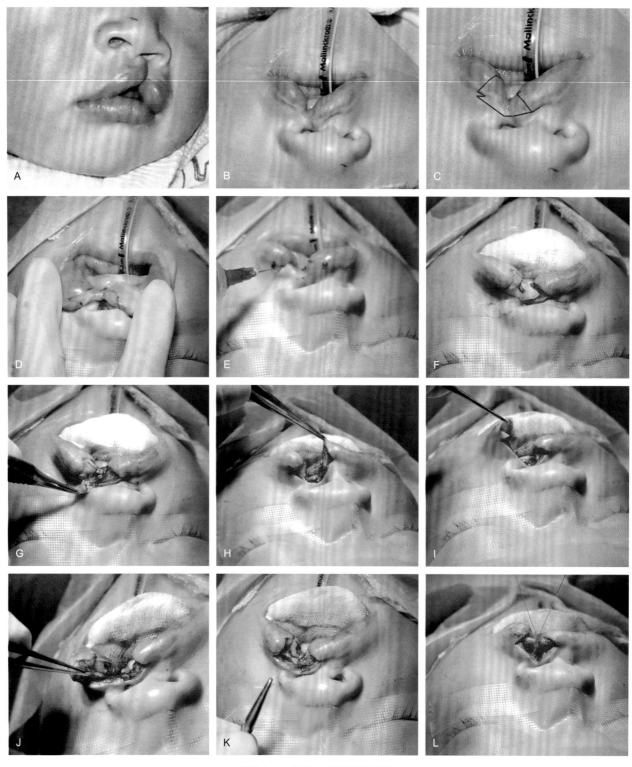

图 2-1-4　左侧二度唇裂的修复

A. 左侧唇裂｜B. 插管麻醉｜C. 设计切口｜D. 黏膜切线｜E. 液体肿胀麻醉｜F. 切开浅层｜G. 分离皮肤｜H. 提起切缘｜I. 暴露肌层｜J. 分离肌层｜K. 缝合肌层｜L. 缝毕肌层

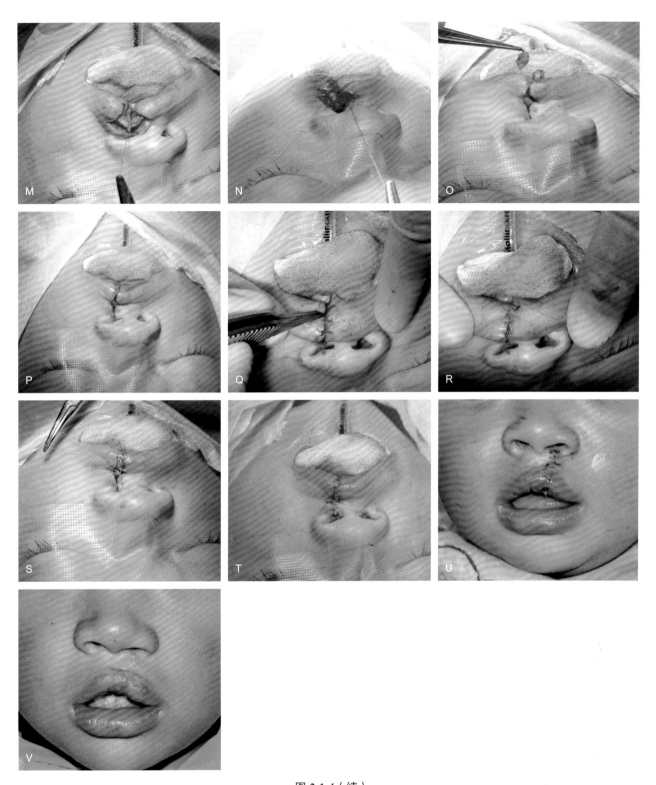

图 2-1-4（续）

M. 检查肌层 | N. 内翻缝合 | O. 切除多余组织 | P. 对合唇缘 | Q. 调整黏膜 | R. Z 字改形 | S. 缝合三角 | T. 缝毕皮肤 | U. 术后 1 天，外形修复良好 | V. 术后 2 年，裂隙修复，但留有唇红缺陷

【病例 2】

(1) 病史介绍：女童，8 个月。左侧二度唇裂，唇红和部分唇白裂开，鼻孔不等。

(2) 临床表现：最大裂隙 3 mm，未及鼻底，抬高左侧人中嵴。

(3) 手术方法：下三角瓣法。

(4) 操作要点：①顶角为 30°。②角插入切线平行于唇线上方 2 mm。

(5) 注意事项：于黏膜干湿交界处，设计三角瓣，插入对侧，调整唇红凹陷。

(6) 操作步骤：见图 2-1-5。

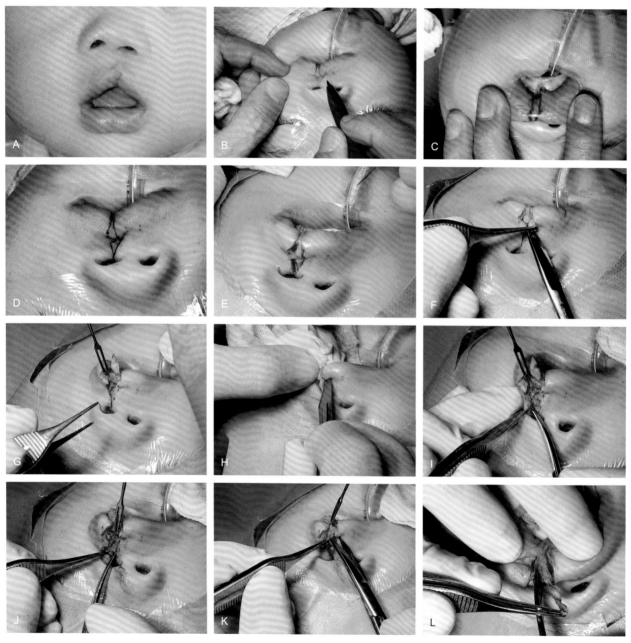

图 2-1-5　左侧二度唇裂的修复

A. 术前畸形｜B. 设计皮肤｜C. 设计黏膜｜D. 设计完毕｜E. 切开皮肤｜F. 掀起皮瓣｜G. 暴露肌层｜H. 切开健侧｜I. 分离肌层｜J. 暴露深层｜K. 松解肌层｜L. 修剪黏膜

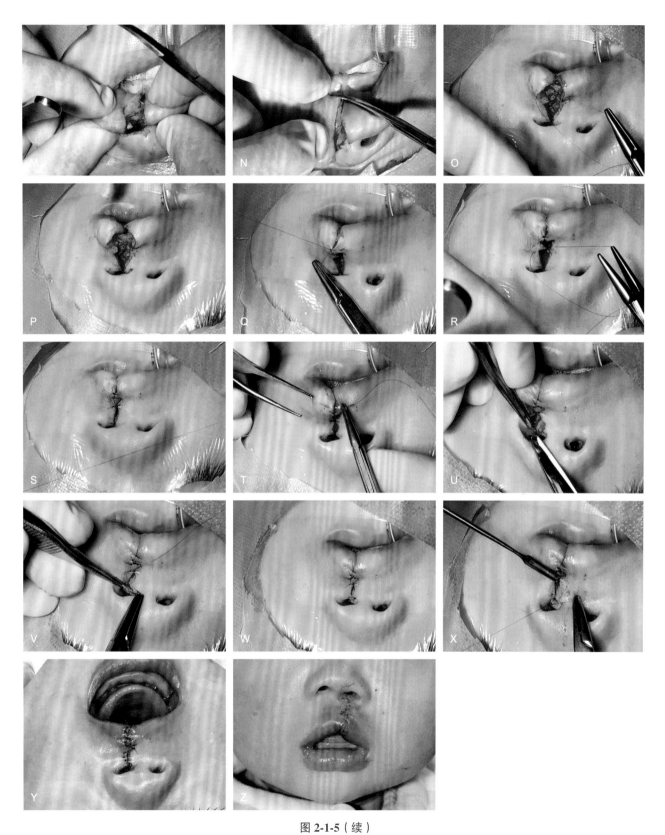

图 2-1-5（续）

M. 检查黏膜 | N. 松解唇龈沟 | O. 缝合肌层 | P. 加强肌层 | Q. 缝合皮肤 | R. 缝合三角 | S. 观察外形 | T. 缝合黏膜 | U. 分离鼻脚 | V. 缝合鼻底 | W. 对合鼻脚 | X. 缝合皮肤 | Y. 缝合完毕 | Z. 术后 1 天，外形修复良好

【病例3】

(1) 病史介绍：男童，6个月。左侧二度唇裂，上唇红和部分唇白分裂畸形，露齿明显。

(2) 临床表现：唇红、唇白条状裂隙4 mm，未及鼻底，抬高左侧人中嵴。

(3) 手术方法：①下三角瓣法。②人中嵴Z字瓣。

(4) 操作要点：采用三角瓣+Z字瓣的方法，降低唇高。

(5) 注意事项：缝合、封闭唇白前，先缝合唇红黏膜，这样容易对合黏膜。

(6) 操作步骤：见图2-1-6和图2-1-7。

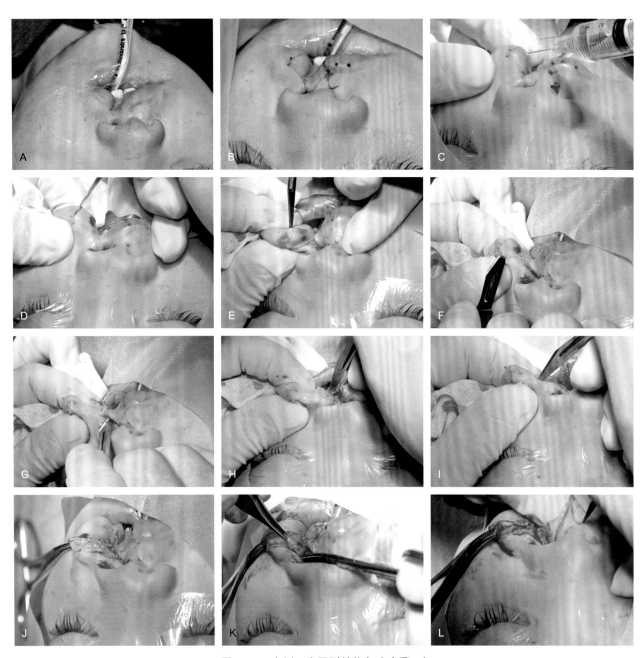

图2-1-6　左侧二度唇裂的修复（步骤1）

A. 左侧唇裂｜B. 设计切口｜C. 肿胀麻醉｜D. 切开黏膜｜E. 分离黏膜｜F. 充分游离｜G. 刀刃朝上｜H. 分离肌层｜I. 切开肌层｜J. 游离唇瓣｜K. 分离鼻底｜L. 切开健侧

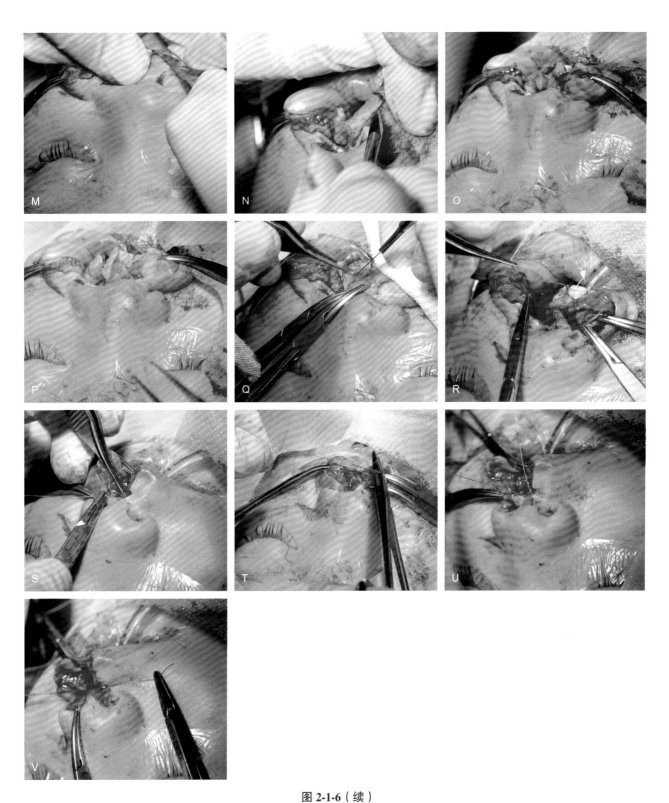

图 2-1-6（续）

M. 切开黏膜｜N. 分离黏膜｜O. 检查各瓣｜P. 暴露各瓣｜Q. 分离肌层｜R. 缝合黏膜｜S. 缝合鼻底｜T. 缝合底部｜U. 缝合三角｜V. 缝合皮肤

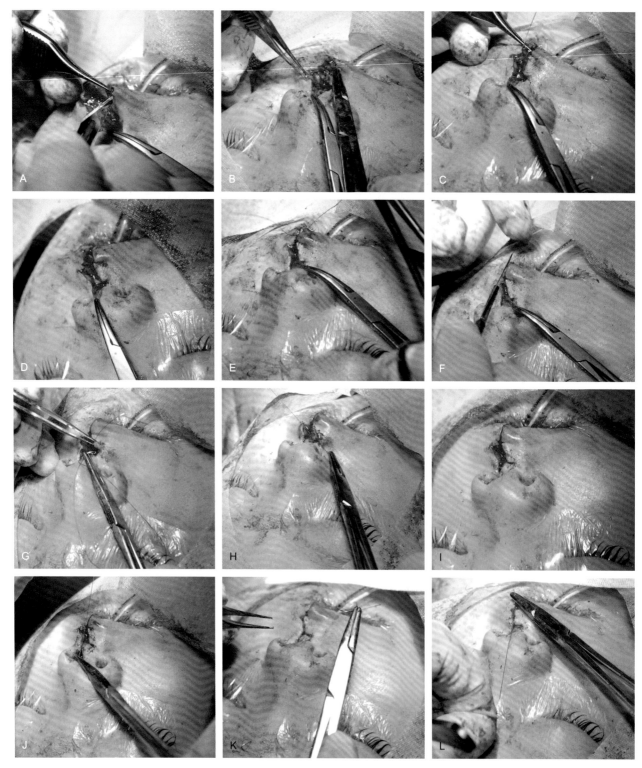

图 2-1-7　左侧二度唇裂的修复（步骤 2）
A. 分离唇红 | B. 缝合肌层 | C. 对合唇红 | D. 检查唇红 | E. 缝合唇红 | F. 切除赘肉 | G. 皮内缝合 | H. 封闭间隙 | I. 检查各瓣 | J. 皮下缝合 | K. 检查效果 | L. 缝合紧密

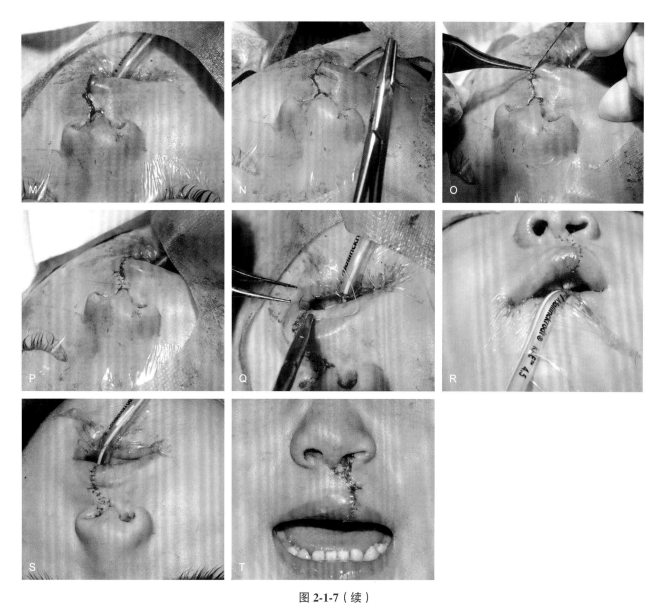

图 2-1-7（续）

M. 检查外形 ｜ N. 对合唇线 ｜ O. 缝合固定 ｜ P. 缝合皮肤 ｜ Q. 缝合黏膜 ｜ R. 观察唇红 ｜ S. 手术结束 ｜ T. 术后 1 天，外形修复良好

【病例 4】

（1）病史介绍：男童，6 岁。左侧二度唇裂，唇红和唇白分裂畸形，未及鼻底。

（2）临床表现：上唇裂隙宽 6 mm、高 8 mm，唇高相差 4 mm。

（3）手术方法：①下三角瓣法。②人中嵴 Z 字瓣。

（4）操作要点：采用三角瓣 +Z 字瓣的方法，降低唇高。

（5）注意事项：Z 字瓣发挥的降低唇高作用较大，为整形外科常用、有效的修复方法。

（6）操作步骤：见图 2-1-8。

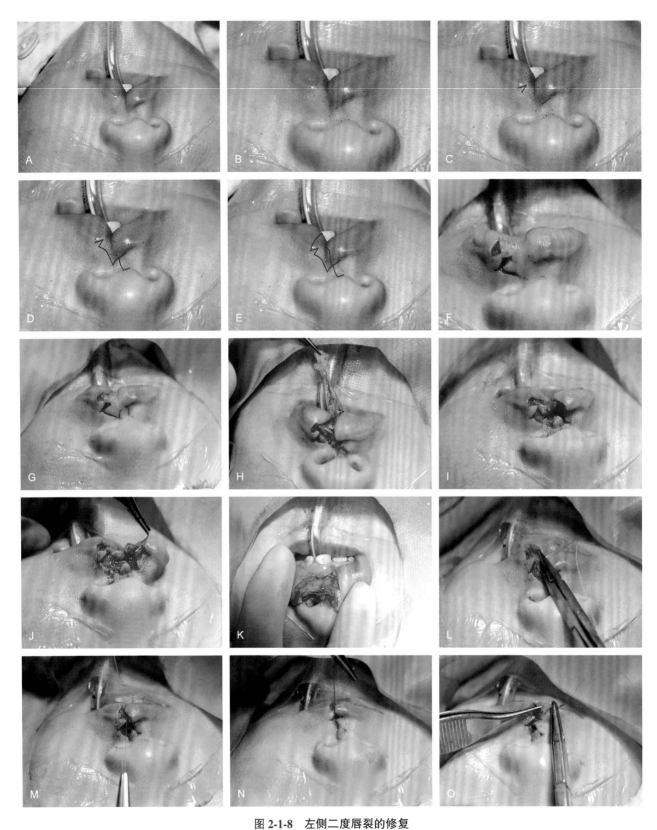

图 2-1-8　左侧二度唇裂的修复

A. 二度唇裂 ｜ B. 定点设计 ｜ C. 分段连线 ｜ D. 连成切线 ｜ E. 全程连线 ｜ F. 切开皮肤 ｜ G. 按线切开 ｜ H. 切去表层 ｜ I. 切线到位 ｜ J. 松解肌层 ｜ K. 暴露唇龈沟 ｜ L. 缝合底部 ｜ M. 缝合肌层 ｜ N. 缩缝间隙 ｜ O. 进针唇红

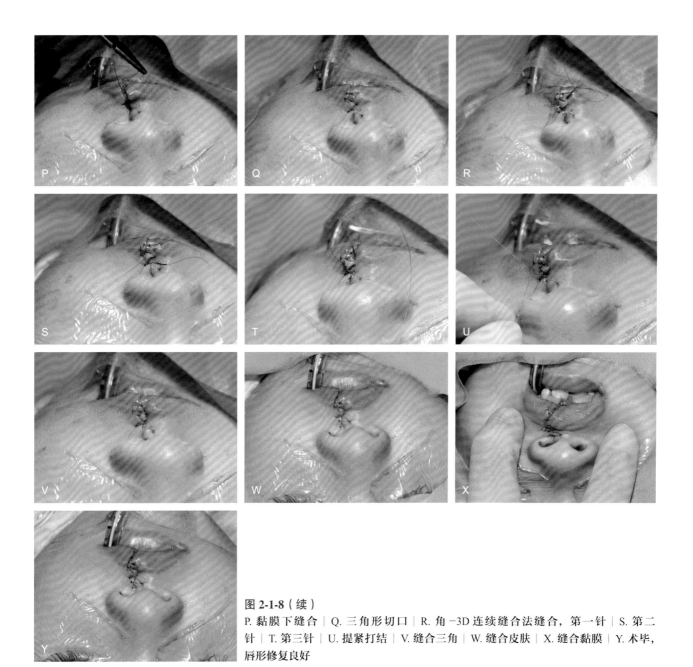

图 2-1-8（续）

P. 黏膜下缝合｜Q. 三角形切口｜R. 角 -3D 连续缝合法缝合，第一针｜S. 第二针｜T. 第三针｜U. 提紧打结｜V. 缝合三角｜W. 缝合皮肤｜X. 缝合黏膜｜Y. 术毕，唇形修复良好

【病例 5】

（1）病史介绍：男童，11 个月。左侧二度唇裂，左上唇裂，裂至唇高中部。

（2）临床表现：上唇裂隙宽 7 mm、高 8 mm，唇高相差 3 mm。

（3）手术方法：①下三角瓣法。②人中嵴 Z 字瓣。

（4）操作要点：采用三角瓣 +Z 字瓣的方法，降低唇高。

（5）注意事项：肌肉的分离和松解较为重要。

（6）操作步骤：见图 2-1-9。

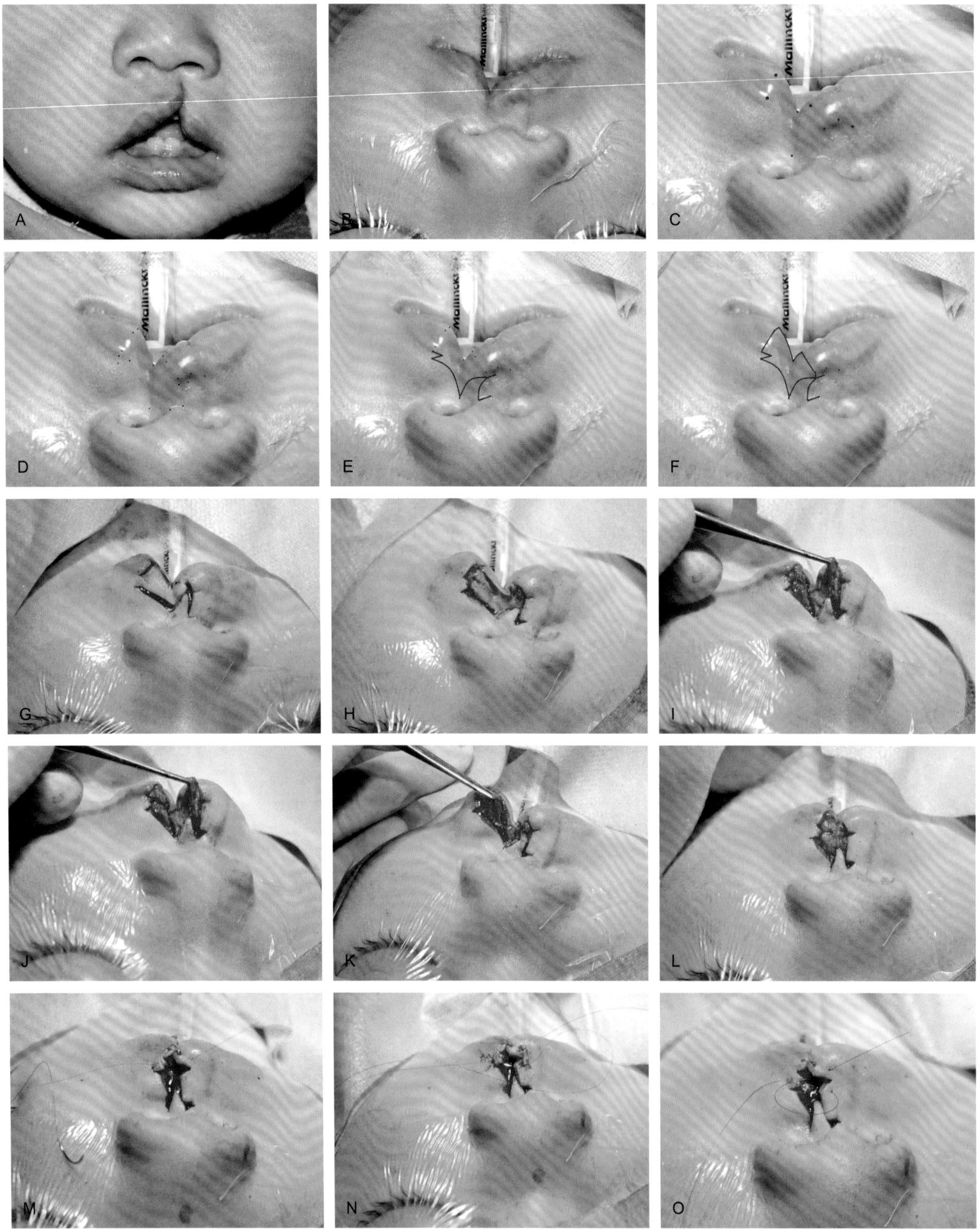

图 2-1-9　左侧二度唇裂的修复

A. 二度唇裂｜B. 插管麻醉｜C. 定点设计｜D. 切口布点｜E. 分段连线｜F. 全程连线｜G. 切开皮肤｜H. 切除表层｜I. 分离肌层｜J. 提起肌层｜K. 松解肌层｜L. 缝合肌层｜M. 三角缝合，第一针｜N. 第二针｜O. 角瓣出针

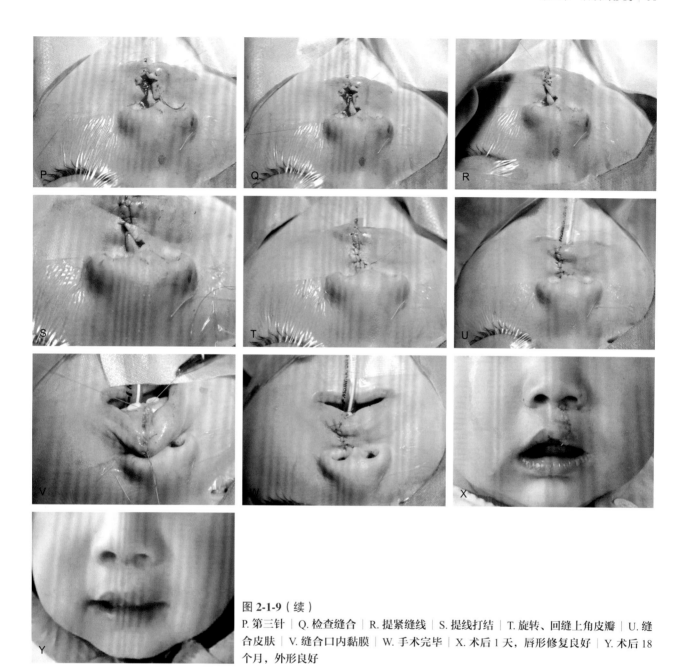

图 2-1-9（续）
P. 第三针｜Q. 检查缝合｜R. 提紧缝线｜S. 提线打结｜T. 旋转、回缝上角皮瓣｜U. 缝合皮肤｜V. 缝合口内黏膜｜W. 手术完毕｜X. 术后 1 天，唇形修复良好｜Y. 术后 18 个月，外形良好

【病例 6】

（1）病史介绍：男童，7 岁。右侧二度唇裂，唇裂裂至唇高中部。

（2）临床表现：上唇裂隙宽 7 mm、高 8 mm，不全裂开，健侧人中嵴短缩。

（3）手术方法：下三角瓣法。

（4）操作要点：采用三角瓣法降低唇高。

（5）注意事项：对合肌层，构建外形基础。

（6）操作步骤：见图 2-1-10。

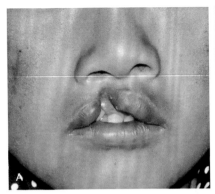
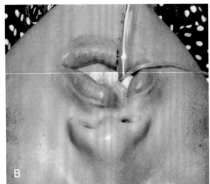
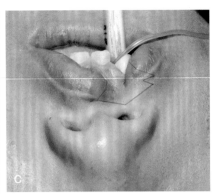
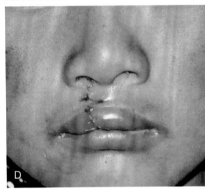

图 2-1-10　右侧二度唇裂的修复
A. 术前畸形｜B. 术中麻醉｜C. 设计切口｜D. 术毕，唇形修复良好

【病例 7】

(1) 病史介绍：男童，2 岁 3 个月。左侧二度唇裂，唇裂裂隙超过唇高中部，伴鼻翼畸形。

(2) 临床表现：上唇裂隙宽 8 mm、高 8 mm，不全裂开，健侧唇高短缩。

(3) 手术方法：改良 Millard 法。

(4) 操作要点：鼻小柱上的回切点位于鼻小柱基部上方约 2 mm，并且偏向健侧，回切向健侧延伸，但不超过健侧人中嵴，C 瓣用于填补旋转瓣向下后遗留的缺损。

(5) 注意事项：患侧唇峰点切口定在唇红最宽处的白唇嵴上，可根据健侧与患侧唇长差距向内上方移动少许。

(6) 操作步骤：见图 2-1-11。

三、单侧三度唇裂

【病例 1】

(1) 病史介绍：男童，1 岁 1 个月。左侧完全性唇裂，裂及鼻底。

(2) 临床表现：上唇最大裂隙宽 7 mm、高 2 mm，唇红、唇白完全裂开，裂至鼻底。

(3) 手术方法：下三角瓣法 + 人中嵴 Z 字瓣。

(4) 操作要点：松解肌层彻底，无张缝合。

(5) 注意事项：注意鼻孔对称。

(6) 操作步骤：见图 2-1-12。

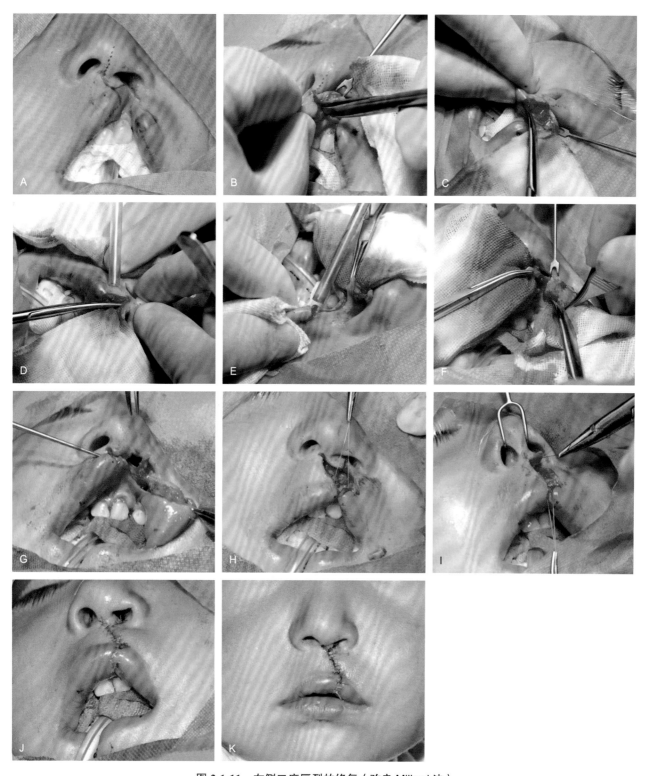

图 2-1-11　左侧二度唇裂的修复（改良 Millard 法）

A. 设计切口 | B. 旋转瓣皮肤切口切开后，沿皮肤切口线用剪刀剪开 | C. 分离裂缘健侧肌层 | D. 松解患侧鼻翼软骨内侧脚 | E. 切开健侧 | F. 分离裂缘患侧肌层 | G. 分离鼻底骨膜 | H. 在两侧唇峰点缝合对位肌层 | I. 将患侧唇上部肌肉缝合于鼻翼软骨内侧脚深面 | J. 缝合完毕 | K. 术后 1 天，外形修复良好

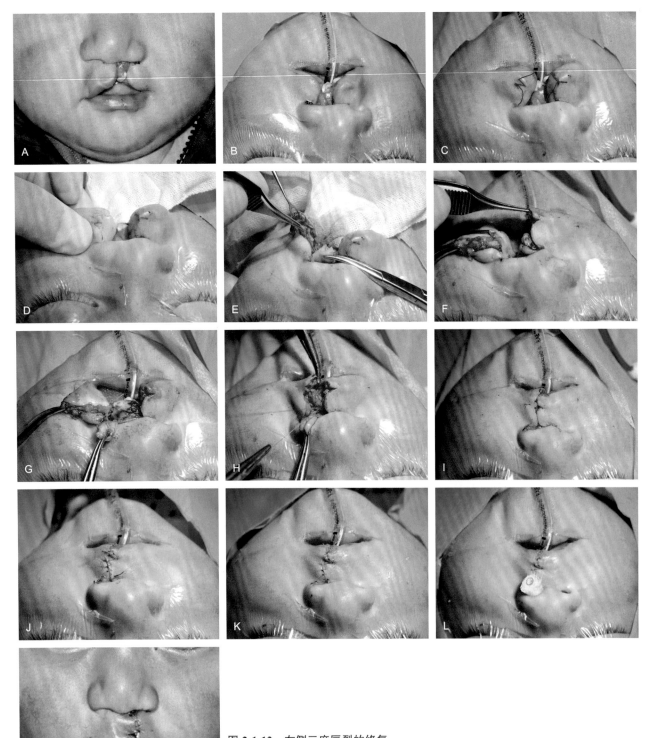

图 2-1-12　左侧三度唇裂的修复
A. 完全性唇裂｜B. 麻醉插管｜C. 设计切口｜D. 切开患侧｜E. 分离肌层｜F. 切开健侧｜G. 缝合内膜｜H. 缝合肌层｜I. 皮内缝合｜J. 逐层缝合｜K. 缝合完毕｜L. 留管于鼻｜M. 术后 1 天，唇形修复良好

【病例 2】

（1）病史介绍：男童，6 个月。左侧完全性唇裂，鼻翼畸形。

（2）临床表现：上唇最大裂宽 14 mm，裂高差 7 mm，唇红、唇白完全裂开，裂至鼻底，牙槽嵴裂，皮肤平面落差 8 mm。

（3）手术方法：下三角瓣法 + 人中嵴 Z 字瓣法。

（4）操作要点：松解肌层彻底，无张缝合。

（5）注意事项：注意鼻孔对称。

（6）操作步骤：见图 2-1-13~ 图 2-1-15。

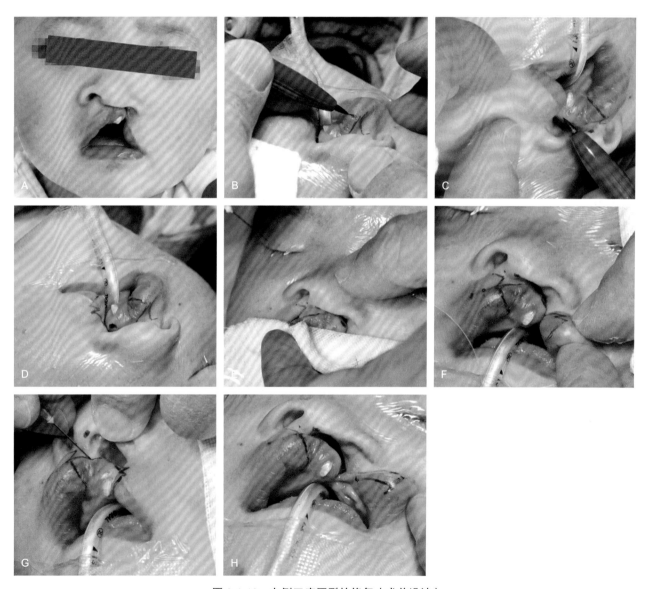

图 2-1-13　左侧三度唇裂的修复（术前设计）

A. 三度唇裂 ｜ B. 健侧设计 ｜ C. 患侧设计 ｜ D. 唇红设计 ｜ E. 局部观测 ｜ F. 全面观测 ｜ G. 鼻底设计 ｜ H. 黏膜切线

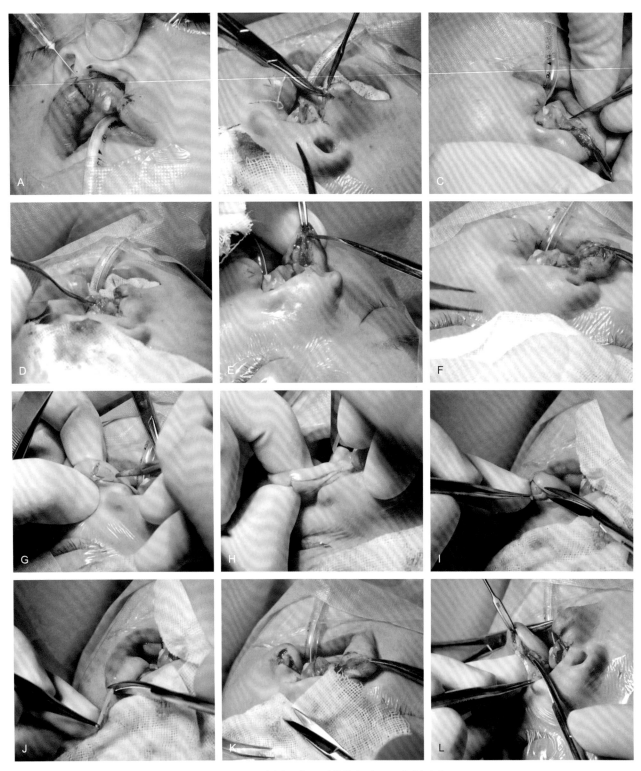

图 2-1-14 左侧三度唇裂的修复（下三角瓣法）

A. 肿胀麻醉 | B. 切开健侧 | C. 切开黏膜 | D. 分离黏膜 | E. 分离肌层 | F. 松解束带 | G. 切开患侧 | H. 切开唇龈沟 | I. 掀起赘皮 | J. 剪去赘皮 | K. 观察切口 | L. 分离肌层

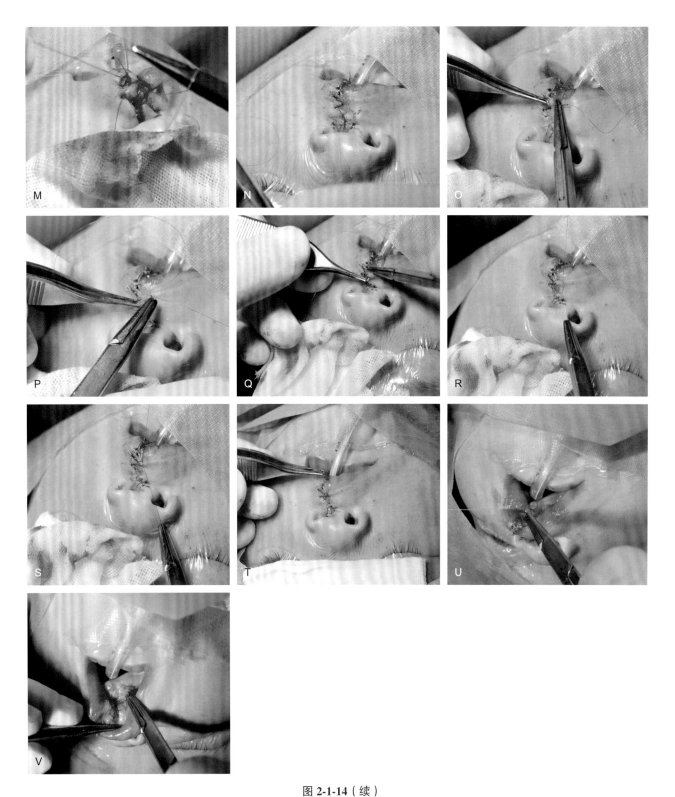

图 2-1-14（续）

M. 缝合黏膜、口轮肌两层 | N. 缝合皮肤 | O. 角 −3D 连续缝合法缝合下三角瓣，第一针 | P. 第二针 | Q. 第三针 | R. 提线打结 | S. 提紧打结 | T. 观察唇红外形 | U. 缝合内膜 | V. 缝合唇龈沟

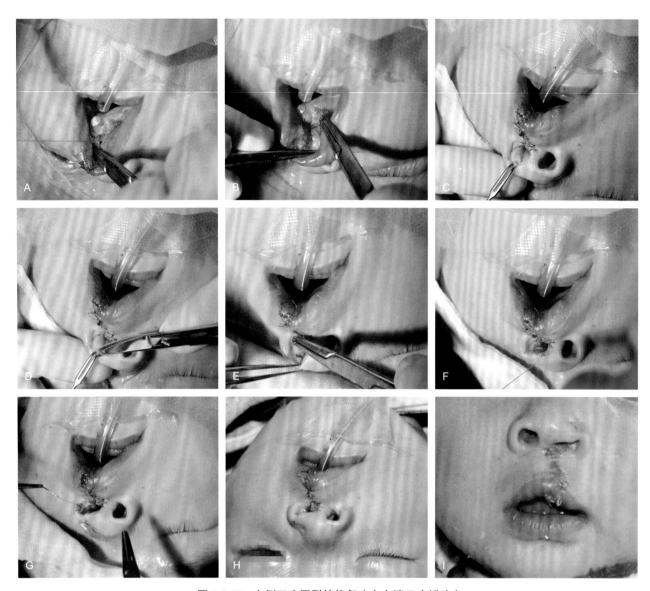

图 2-1-15　左侧三度唇裂的修复（人中嵴 Z 字瓣法）

A. 局部 Z 字改形｜B. 转瓣缝合｜C. 鼻孔内横切小口｜D. 潜行分离｜E. 缝合切口｜F. 贯穿埋线出针｜G. 打结固定｜H. 缝合完毕｜I. 术后 1 天，唇形修复良好

【病例 3】

（1）病史介绍：男童，9 个月。右侧完全性唇裂，唇红和唇白全裂，鼻翼畸形。

（2）临床表现：上唇最大裂隙宽 15 mm、高 6 mm，唇红、唇白全裂，直至鼻底，皮肤平面落差 2 mm。

（3）手术方法：下三角瓣法＋人中嵴 Z 字瓣法。

（4）操作要点：松解彻底，无张缝合。

（5）注意事项：小三角瓣的设计在唇线上 2 mm。

（6）操作步骤：见图 2-1-16。

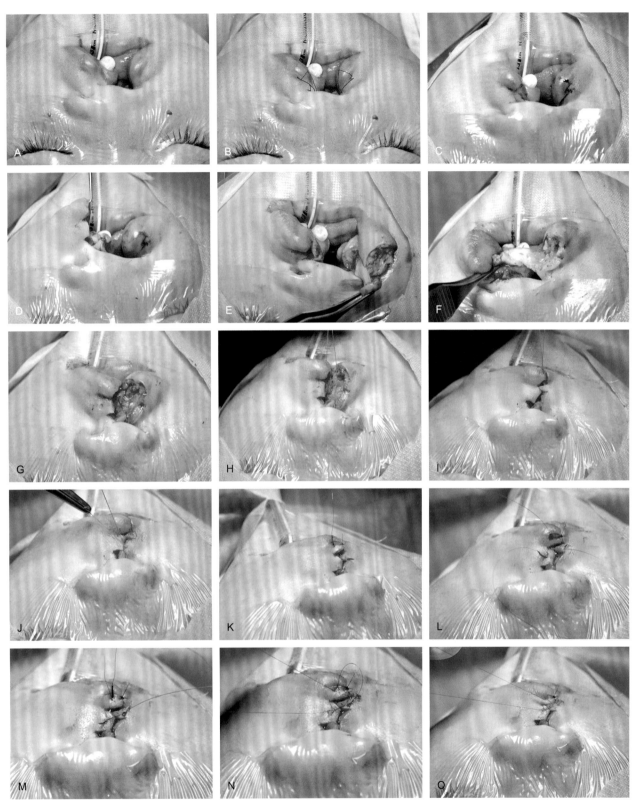

图 2-1-16　右侧三度唇裂的修复

A. 完全唇裂 | B. 设计切口 | C. 肿胀麻醉 | D. 切开健侧 | E. 切开患侧 | F. 黏膜作衬 | G. 缝合肌层 | H. 对合肌层 | I. 对合黏膜 | J. 缝合皮肤 | K. 角 -3D 连续缝合法缝合，第一针：边进角出 | L. 第二针：边进角出 | M. 第三针：边进边出 | N. 缓慢提线 | O. 提紧缝线

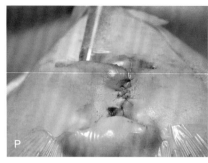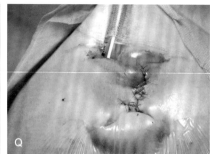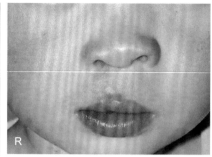

图 2-1-16（续）

P. 打结固定 | Q. 手术完毕 | R. 术后 1 年，唇形修复

【病例 4】

（1）病史介绍：男童，7 岁 8 个月。左侧完全性唇裂，唇红和唇白全裂，压槽嵴裂。

（2）临床表现：上唇最大裂隙宽 13 mm、高 5 mm，唇红、唇白完全裂开，裂至鼻底，皮肤平面落差 5 mm。

（3）手术方法：下三角瓣法 + 人中嵴 Z 字瓣法。

（4）操作要点：松解肌层彻底，无张缝合。

（5）注意事项：重点观察黏膜设计。

（6）操作步骤：见图 2-1-17。

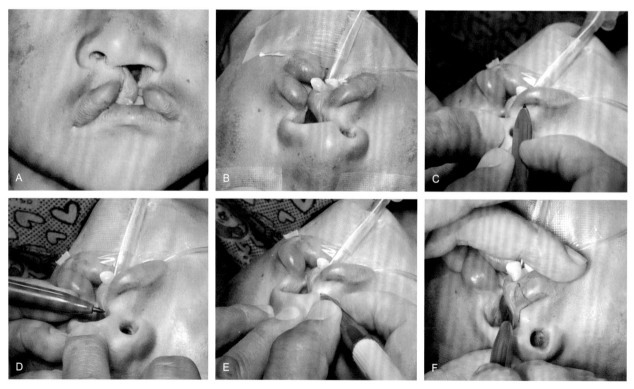

图 2-1-17 左侧三度唇裂唇裂的修复

A. 三度唇裂 | B. 插管麻醉 | C. 健侧定点 | D、E. 鼻底定点 | F. 鼻孔定点

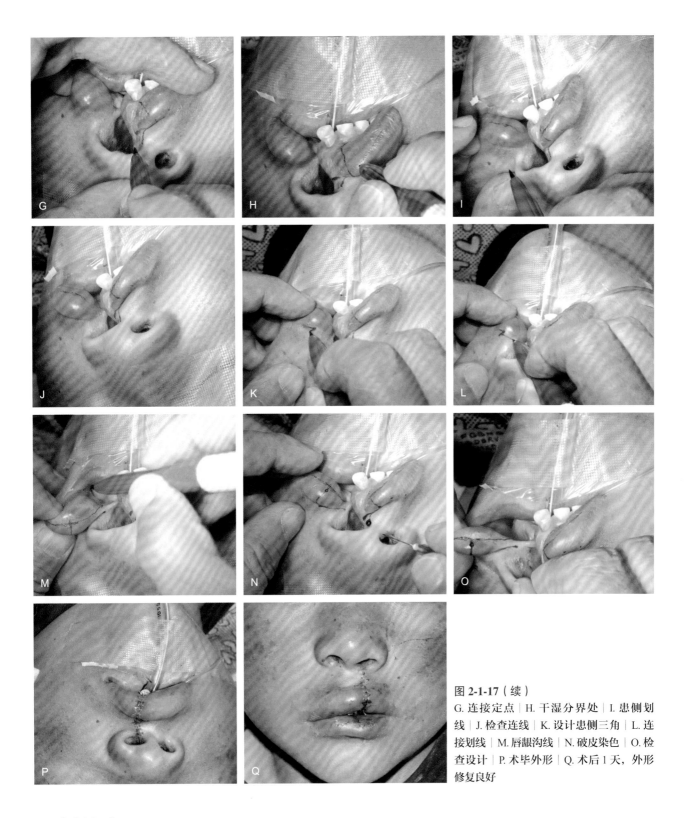

图 2-1-17（续）

G. 连接定点 | H. 干湿分界处 | I. 患侧划线 | J. 检查连线 | K. 设计患侧三角 | L. 连接划线 | M. 唇龈沟线 | N. 破皮染色 | O. 检查设计 | P. 术毕外形 | Q. 术后 1 天，外形修复良好

【病例 5】

（1）病史介绍：男童，6 个月。左侧完全性唇裂，裂至鼻底。

（2）临床表现：上唇最大裂隙宽 10 mm、高 6 mm，唇红、唇白完全裂开，裂至鼻底，皮肤平面落差 3 mm。

（3）手术方法：下三角瓣法 + 人中嵴 Z 字瓣法。

（4）操作要点：精准对合，无张缝合。

（5）注意事项：注重观察，采用角 −3D 连续缝合法缝合。

（6）操作步骤：见图 2-1-18。

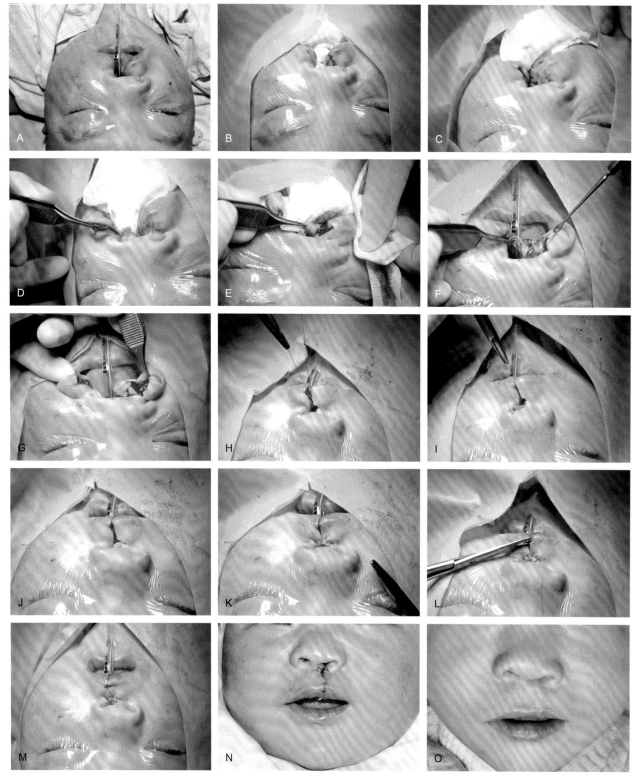

图 2-1-18　左侧三度唇裂的修复

A. 三度唇裂｜B. 设计切口｜C. 切开一侧｜D. 松解唇龈沟｜E. 切开健侧｜F. 暴露肌层｜G. 切开皮肤｜H. 缝合肌层｜I. 加强肌层｜J. 固定三角｜K. 立体缝合｜L. 切开皮肤｜M. 缝合完毕｜N. 术后 1 天，唇形修复良好｜O. 术后 1 年，外形良好

第二节 · **双侧唇裂的修复**

一、双侧一度和二度唇裂

【病例】

（1）病史介绍：男童，1 岁 10 个月。双侧混合型唇裂。

（2）临床表现：双侧唇裂，左侧二度唇裂，右侧一度唇裂。上唇最大裂隙宽 12 mm，左右裂隙高 5 mm，唇红、唇白不完全裂开，两侧皮肤平面落差 2 mm。

（3）手术方法：T 形切口 + 人中嵴 Z 字切口。

（4）操作要点：前唇黏膜翻转做衬里，以加深唇龈沟。

（5）注意事项：分离前唇皮肤与黏膜，厚薄需均匀，注意血液循环。

（6）操作步骤：见图 2-2-1 和图 2-2-2。

二、双侧二度和三度唇裂

【病例 1】

（1）病史介绍：男童，1 岁 3 个月。双侧混合型唇裂，裂隙程度不一。

（2）临床表现：双侧唇裂，左侧二度唇裂，右侧三度唇裂。上唇最大裂宽 17 mm，裂高差 13 mm，混合型裂开。皮肤平面落差 8 mm。

（3）手术方法：T 形切口 + 人中嵴 Z 字切口。

（4）操作要点：前唇黏膜翻转做衬里，以加深唇龈沟。

（5）注意事项：分离、松解肌层彻底，无张缝合。

（6）操作步骤：见图 2-2-3 和图 2-2-4。

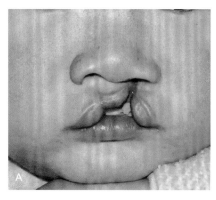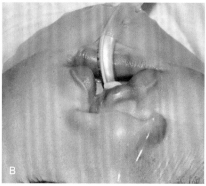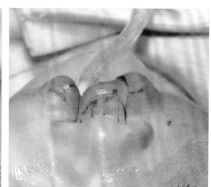

图 2-2-1 双侧唇裂（一度和二度）的修复（步骤 1）

A. 混合型双侧唇裂 | B. 全麻插管 | C. 设计切口：T 形切口 + 人中嵴 Z 字切口

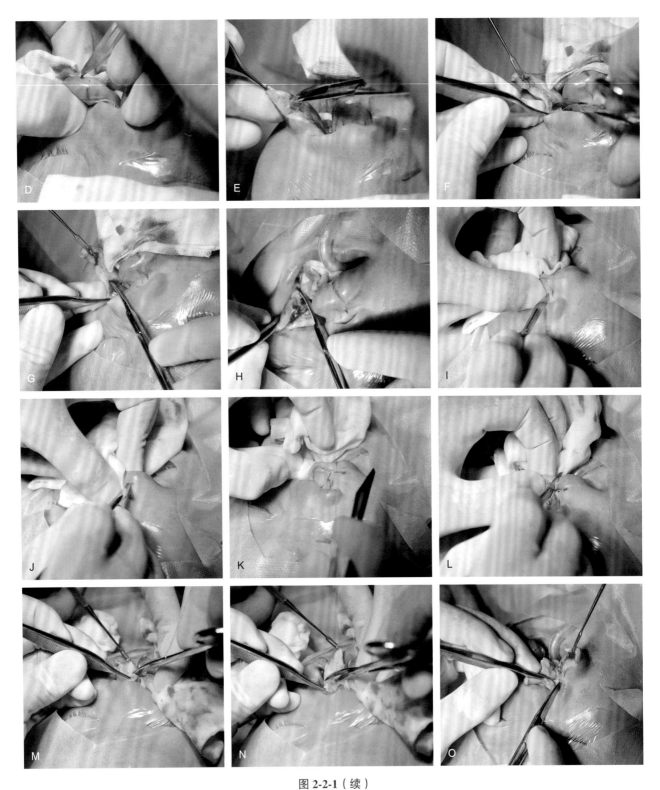

图 2-2-1（续）

D. 切开左侧 | E. 分离黏膜 | F. 松解束带 | G. 分离肌层 | H. 分离唇龈沟 | I. 切开右侧 | J. 分段切开 | K. 切开全线 | L. 切除多余组织 | M. 分离前唇 | N. 分离黏膜、肌层 | O. 分离鼻底

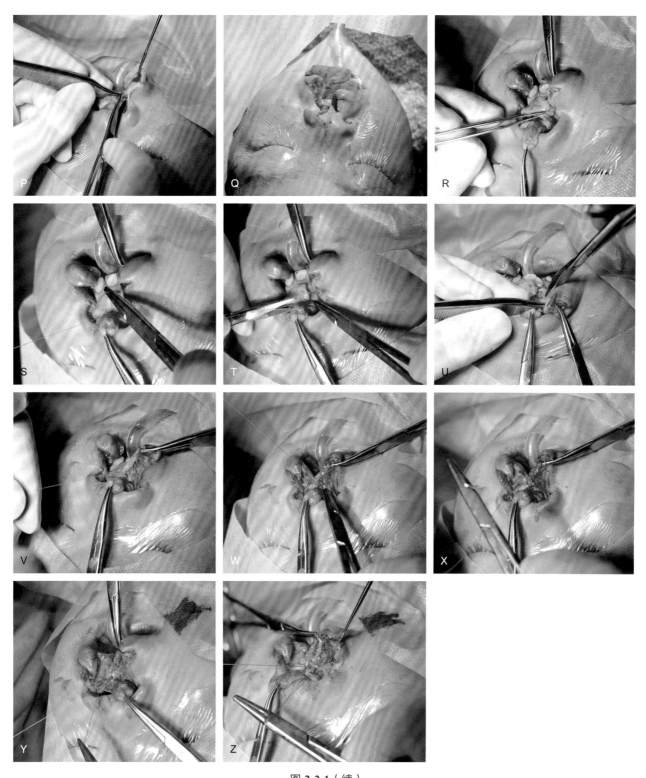

图 2-2-1（续）

P. 分离肌层 | Q. 分离完毕 | R. 翻转黏膜 | S. 缝作衬里 | T. 缝合黏膜 | U. 松解唇龈沟牵拉的纤维 | V. 缝合上唇内层 | W. 继续缝合，线结露在表面 | X. 制作上唇内层 | Y. 间断加强缝合 | Z. 修复鼻底

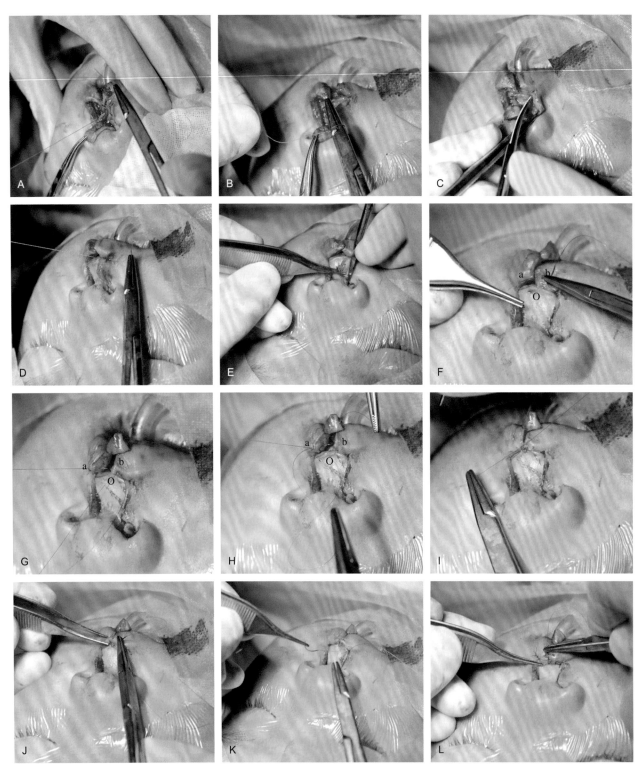

图 2-2-2 双侧唇裂（一度和二度）的修复（步骤 2）

A. 缝合肌层｜B. 缩小间隙｜C. 调整张力｜D. 皮内缝合｜E. 修剪多余组织｜F. 角－3D 连续缝合法缝合，从 b 点进针，O 点出针｜G. 再从 a 点进针，O 点出针｜H. 从 b 点进针，a 点出针｜I. 打结固定｜J. 缝合上唇｜K. 缝合侧角｜L. 缝合唇缘

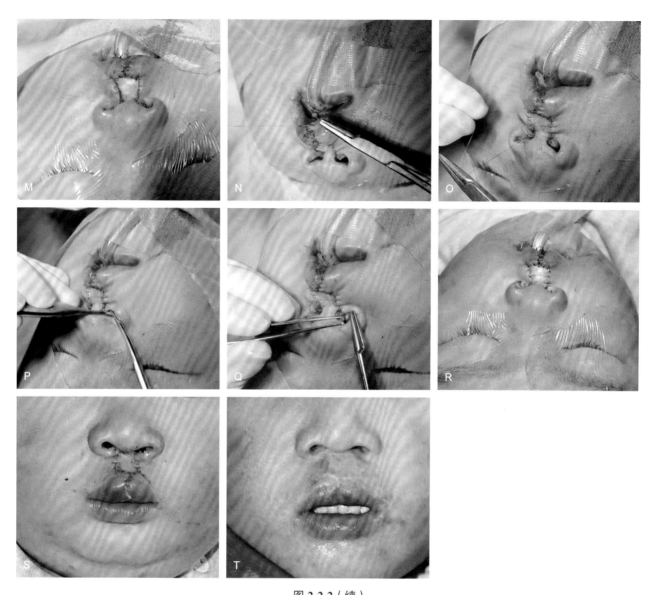

图 2-2-2（续）

M. 观察外形 | N. 缝合口内黏膜 | O. 缝合鼻底 | P. 插入三角瓣，修复鼻底 | Q. 修复鼻孔 | R. 缝合完毕 | S. 术后 1 天，外形修复良好 | T. 术后 14 个月，外形良好

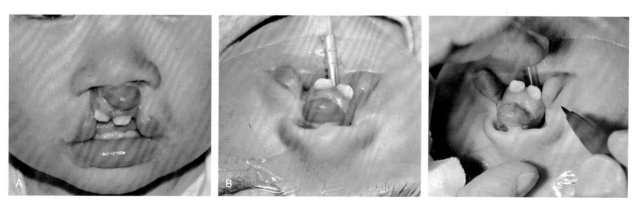

图 2-2-3　双侧唇裂（二度和三度）的修复（步骤 1）

A. 双侧唇裂 | B. 全麻插管 | C. 左侧定点

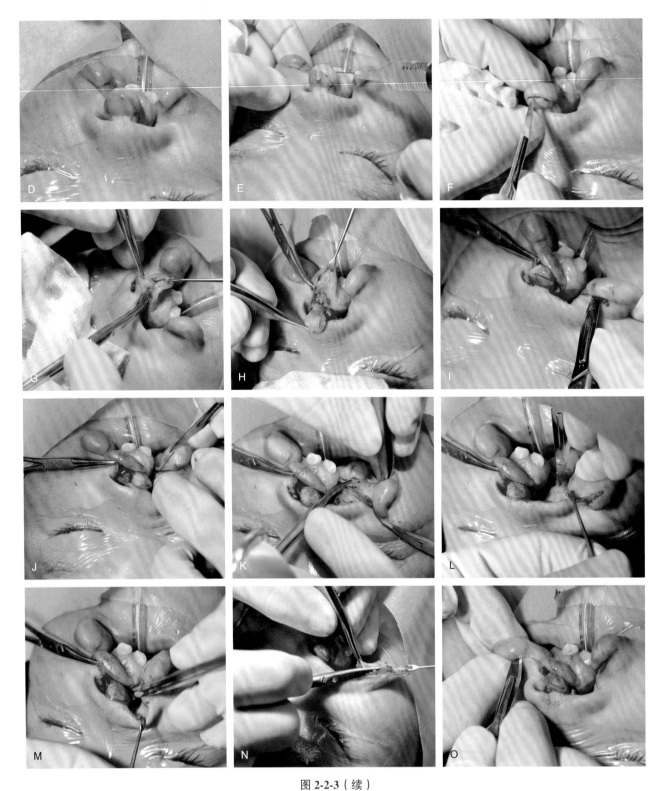

图 2-2-3（续）

D. 双侧定点 | E. 肿胀麻醉 | F. 切开前唇 | G. 分离前唇 | H. 掀起皮瓣 | I. 切开右侧 | J. 切开皮肤、黏膜交界线 | K. 松解唇龈沟 | L. 切断束带 | M. 暴露切口 | N. 分离肌层 | O. 切透全层

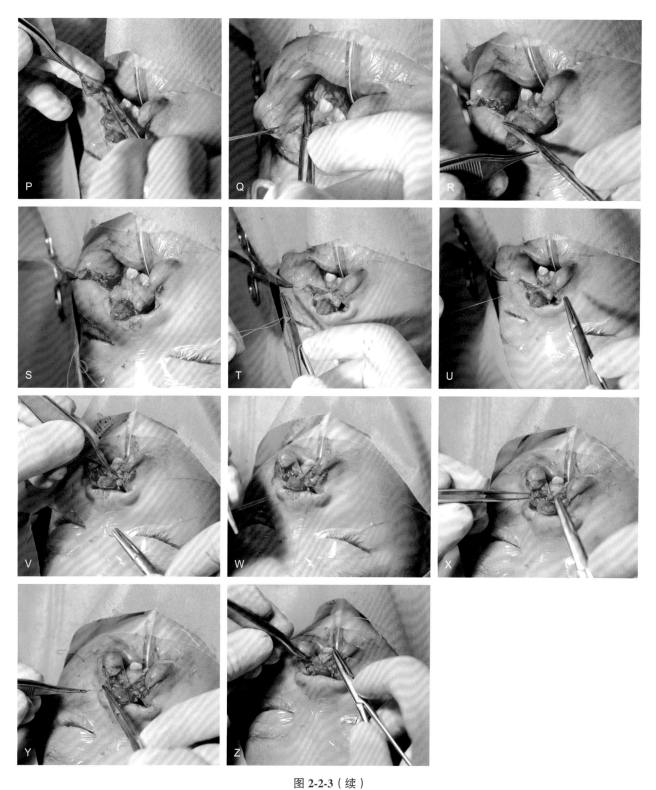

图 2-2-3（续）

P. 分离肌层 ｜ Q. 剪开唇龈沟 ｜ R. 翻转黏膜做上唇的衬里 ｜ S. 固定黏膜 ｜ T. 加深唇龈沟 ｜ U. 缝合底部 ｜ V. 调整张力 ｜ W. 逐层修复 ｜ X. 循序渐进地缝合 ｜ Y. 缝合黏膜 ｜ Z. 翻转缝合

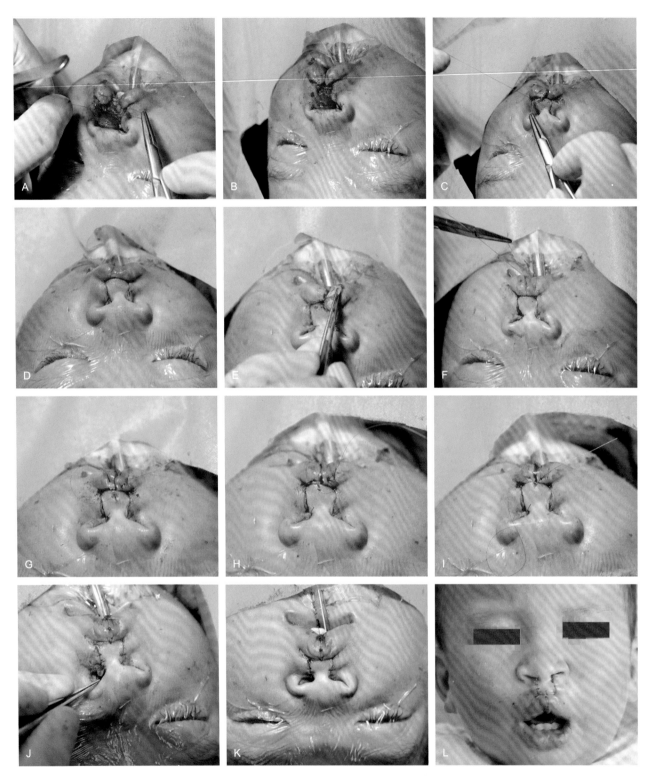

图 2-2-4 双侧唇裂（二度和三度）的修复（步骤 2）
A. 缝合肌层 | B. 重建口轮匝肌 | C. 皮内缝合 | D. 初步修复的外形 | E. 修整赘皮 | F. 缝合上唇黏膜 | G. 角 -3D 连续缝合法缝合，第二针：角进边出 | H. 第三针：边进边出 | I. 提线打结 | J. 旋转三角瓣至鼻底 | K. 修复鼻翼脚及唇红 | L. 术后 1 天，唇形对称，外形修复良好

【病例 2】

（1）病史介绍：男童，7 个月。双侧唇裂，左侧不全唇裂，右侧完全唇裂，前唇前突畸形。

（2）临床表现：双侧唇裂，左侧二度唇裂，右侧三度唇裂。上唇最大裂隙宽 12 mm、高 12 mm，混合型裂开。皮肤平面落差 9 mm。

（3）手术方法：下三角瓣切口。

（4）操作要点：前唇黏膜翻转做衬里，以加深唇龈沟。

（5）注意事项：分离、松解肌层需彻底，无张缝合。

（6）操作步骤：见图 2-2-5。

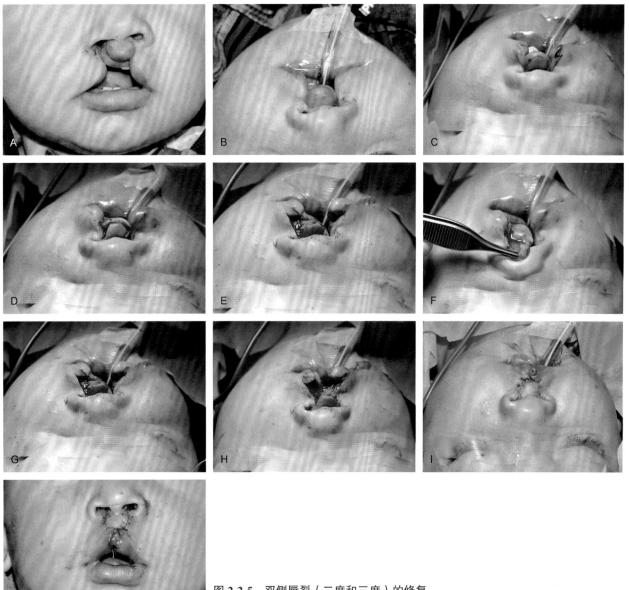

图 2-2-5　双侧唇裂（二度和三度）的修复
A. 术前畸形｜B. 麻醉插管｜C. 设计切口｜D. 切开前唇｜E. 切开左侧｜F. 翻起皮肤｜G. 缝合黏膜｜H. 缝合肌层｜I. 缝合皮肤｜J. 缝合完毕，裂隙修复良好

三、双侧三度唇裂

【病例】

(1) 病史介绍：女童，17 个月。双侧三度唇裂，前唇前突畸形严重。

(2) 临床表现：双侧三度唇裂。上唇最大裂隙宽 18 mm、高 12 mm，混合型裂开，皮肤平面落差 9 mm。

(3) 手术方法：前唇瓣 +T 形切口。

(4) 操作要点：分离、松解肌层需彻底，无张缝合。

(5) 注意事项：分清层次，解剖精准，操作轻巧。

(6) 操作步骤：见图 2-2-6 和图 2-2-7。

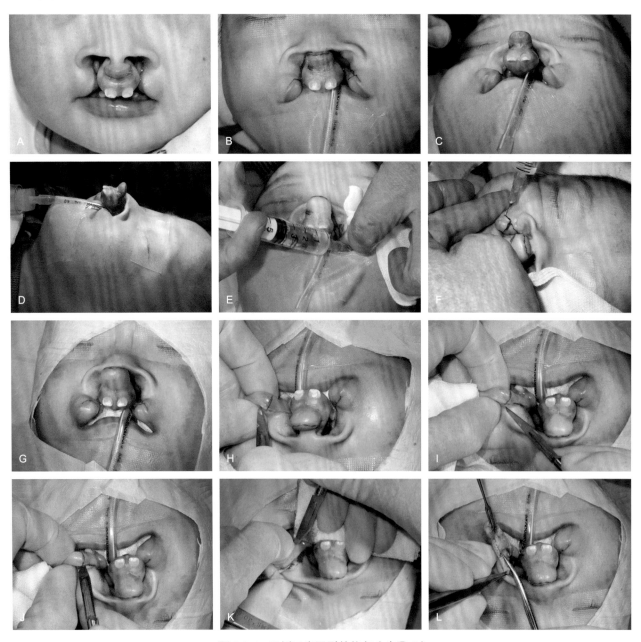

图 2-2-6　双侧三度唇裂的修复（步骤 1）

A. 双侧畸形 | B. 全麻插管 | C. 前唇突出 | D. 侧面观测 | E. 浸润麻醉 | F. 切口进针 | G. 肿胀局麻 | H. 切开左侧 | I. 切开黏膜 | J. 切透黏膜 | K. 切开唇龈沟 | L. 分离肌层

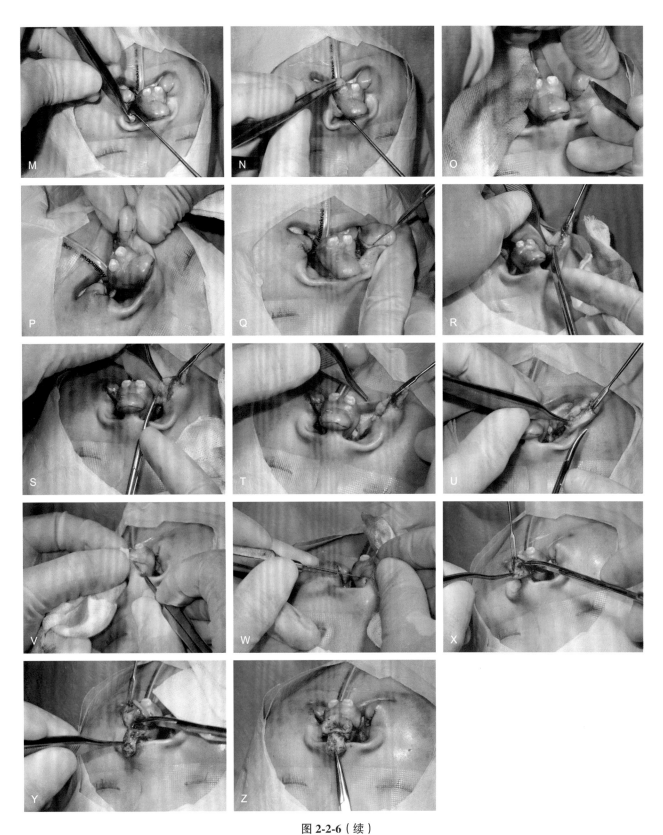

图 2-2-6（续）
M. 分离鼻底｜N. 分离唇红｜O. 切开右侧｜P. 切开黏膜｜Q. 切开内侧｜R. 分离肌层｜S. 分离黏膜｜T. 松解束带｜U. 暴露肌层｜V. 切开鼻底｜W. 制作三角瓣｜X. 分离皮瓣｜Y. 分离唇瓣｜Z. 缝合黏膜做衬里

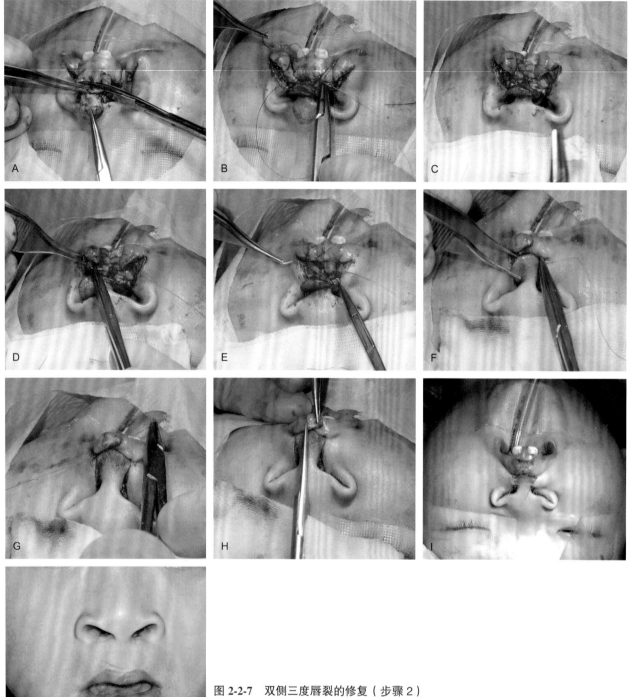

图 2-2-7 双侧三度唇裂的修复（步骤 2）

A. 修剪多余黏膜 | B. 缝合两侧的上唇黏膜 | C. 缝毕上唇内层 | D. 缝合双侧肌层 | E. 缝合肌层 | F. 皮内缝合，减少皮肤张力 | G. 角瓣对合固定 | H. 剪去多余的唇瓣 | I. 缝合完毕，唇裂修复良好 | J. 术后 3 年，外形良好

第三节 · **正中唇裂的修复**

【病例 1】

(1) 病史介绍：女童，13 岁 3 个月。正中一度唇裂，上唇正中裂开，唇红轻微凹陷畸形。

(2) 临床表现：最大裂隙宽 2 mm、高 2 mm，唇红不完全裂开。缺口深度 2 mm。

(3) 手术方法：Z 字切口，V-Y 缝合。

(4) 操作要点：术区均在唇红，黏膜保持干湿区不变。

(5) 注意事项：先做唇红干区，后做唇红湿区，由表及里。

(6) 操作步骤：见图 2-3-1。

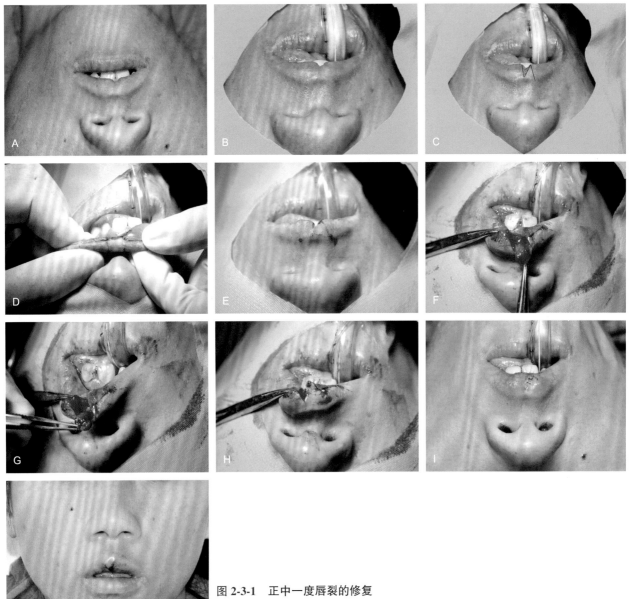

图 **2-3-1** 正中一度唇裂的修复

A. 正中唇裂 | B. 唇红分裂 | C. 切线示意 | D. 唇红设计 | E. 肿胀麻醉 | F. 按线切开 | G. 分离到位 | H. 观测调整 | I. 缝合唇红 | J. 术后 1 天，外形修复良好

【病例 2】

(1) 病史介绍：男童，6 个月。正中二度唇裂，上唇红裂隙、凹陷，唇白隐裂畸形。

(2) 临床表现：最大裂隙宽 3 mm、高 1 mm，唇红裂开，唇白不完全裂开（隐裂），皮肤平面落差 1 mm。

(3) 手术方法：梭形切口，直线缝合。

(4) 操作要点：切线设计于一侧的人中嵴上。

(5) 注意事项：肿胀麻醉，便于操作。

(6) 操作步骤：见图 2-3-2。

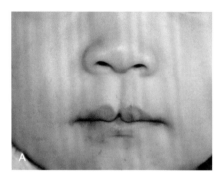 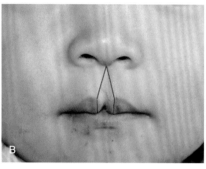 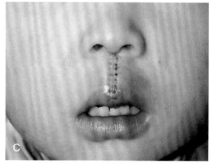

图 2-3-2　正中二度唇裂的修复

A. 唇红中裂 | B. 设计切口 | C. 切开皮肤，缝合肌层及皮肤，外形良好

第四节 · 唇裂术后畸形（二期）的修复

　　唇裂术后畸形表现在唇部和鼻部，包括唇部畸形、鼻部畸形、口鼻瘘畸形和双侧唇裂术后畸形。唇部畸形的修复主要涉及唇红不齐、上唇瘢痕、局部凹陷、唇红和唇白嵌入、复裂等；鼻部畸形的修复常见的有鼻翼塌陷、鼻孔不等、鼻小柱短、鼻尖不圆、鼻底空虚等；口鼻瘘畸形为牙槽突裂及鼻腔与唇龈沟相通；双侧唇裂术后畸形多见上唇瘢痕、吹口哨状唇畸形、鼻小柱短等畸形。

一、唇部畸形

（一）唇红缘不齐

【病例】

(1) 病史介绍：男性，15 岁。唇裂术后，上唇瘢痕，唇红不齐，鼻翼畸形。

(2) 临床表现：上唇瘢痕，唇红不齐，上唇厚薄不均，鼻翼塌陷。

(3) 手术方法：①唇红梭形切除，直线缝合。②口内黏膜舌形转瓣，调整凹陷畸形。③鼻孔缘星月状切除皮肤，鼻翼潜行分离，鼻背斜行埋线提升、固定。

(4) 操作要点：①对合唇缘。②带蒂旋转。③鼻孔缘改形。

(5) 注意事项：鼻背皮下穿针对侧鼻孔埋线，斜行固定鼻形。

(6) 操作步骤：见图 2-4-1。

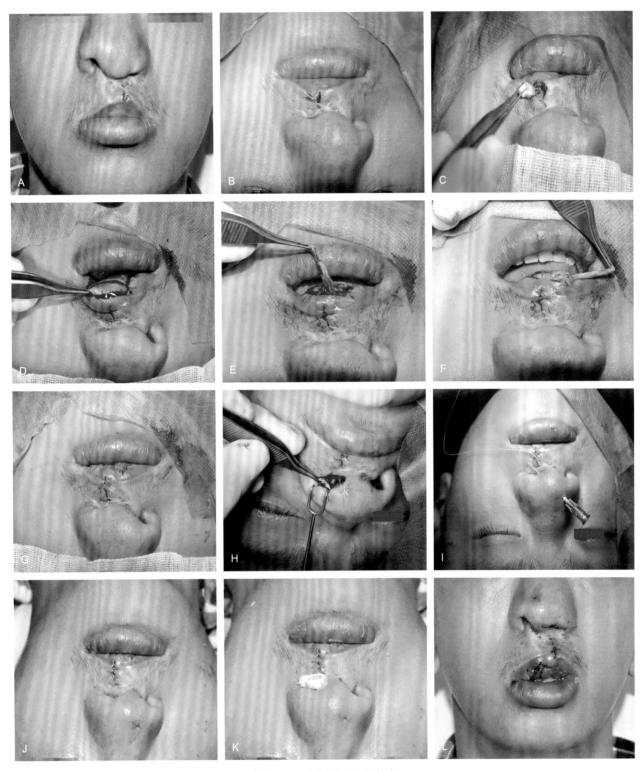

图 2-4-1　唇红缘不齐的修复

A. 上唇瘢痕，唇红不齐 | B. 设计切口 | C. 梭形切除 | D. 上唇创面直线缝合，横向切开口内黏肌膜 | E. 掀起黏肌膜瓣 | F. 翻转黏肌膜瓣，插入凹陷 | G. 充填右侧缺陷 | H. 鼻缘星月形切除皮肤 | I. 埋线固定 | J. 缝合皮肤 | K. 留置鼻管 | L. 术毕，唇形修复良好

（二）上唇红白镶嵌

【病例】

（1）病史介绍：女性，17 岁。唇裂术后，上唇红白镶嵌。

（2）临床表现：唇红嵌入，鼻孔不等，鼻翼塌陷。

（3）手术方法：①唇红 Z 字改形。②鼻翼脚转瓣移位。③鼻翼提升。

（4）操作要点：①唇红转瓣，调整唇红、唇白位线。②鼻翼脚设计三角瓣，转入鼻孔内，增大鼻孔。③分离鼻翼，埋线固定。

（5）注意事项：皮下埋线，固定鼻形。

（6）操作步骤：见图 2-4-2。

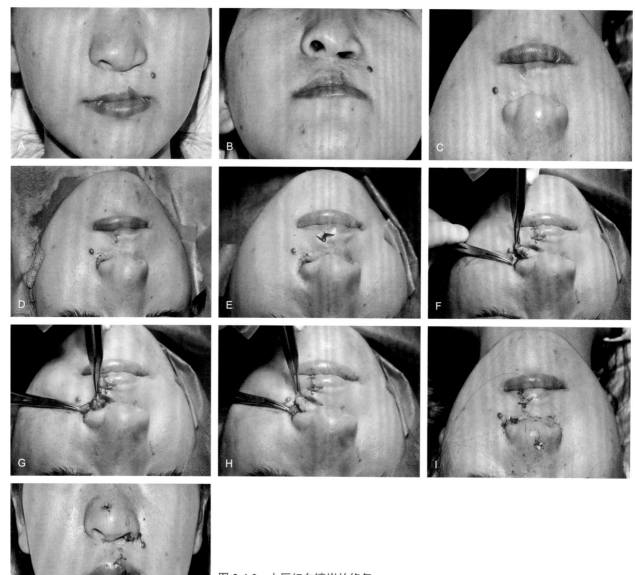

图 2-4-2　上唇红白镶嵌的修复

A. 唇红缘不齐 | B. 鼻孔不等大 | C. 唇红嵌入唇白 | D. 设计切口 | E. 按线切开 | F. 交换三角瓣后缝合 | G. 切开鼻翼脚，分离松解 | H. 三角瓣转入鼻孔内 | I. 鼻背斜行埋线缝合，术毕 | J. 术后 1 天，唇形改善

（三）上唇瘢痕

【病例 1】

(1) 病史介绍：男性，36 岁。唇裂术后，左上唇瘢痕，唇红凹陷。

(2) 临床表现：上唇瘢痕，唇红凹陷。

(3) 手术方法：直线切开修复。

(4) 操作要点：①以瘢痕为切线。②肌层分离，调整后缝合。

(5) 注意事项：皮缘分离，外翻缝合。

(6) 操作步骤：见图 2-4-3。

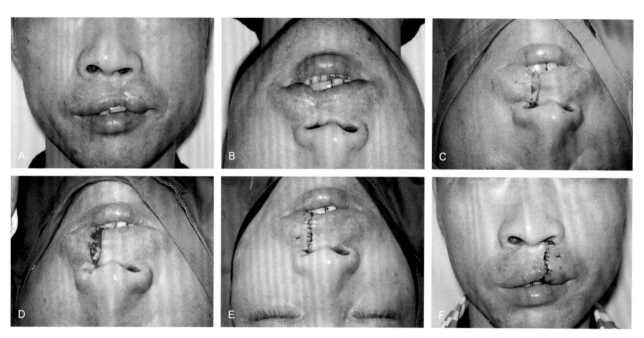

图 2-4-3　上唇瘢痕的修复（直线切开修复）
A. 上唇畸形｜B. 唇红凹陷｜C. 设计切口｜D. 切除瘢痕｜E. 缝毕切口｜F. 术后 1 天，唇形修复良好

【病例 2】

(1) 病史介绍：男性，17 岁。唇裂术后，左上唇瘢痕，鼻孔畸形。

(2) 临床表现：上唇瘢痕，上唇缺陷，鼻孔不等。

(3) 手术方法：瘢痕切除，转瓣填充，鼻孔成形。

(4) 操作要点：分离肌层，紧缩缝合，重塑外形。

(5) 注意事项：于切口进入，贴鼻翼软骨表面潜行分离，牵拉缝合固定。

(6) 操作步骤：见图 2-4-4。

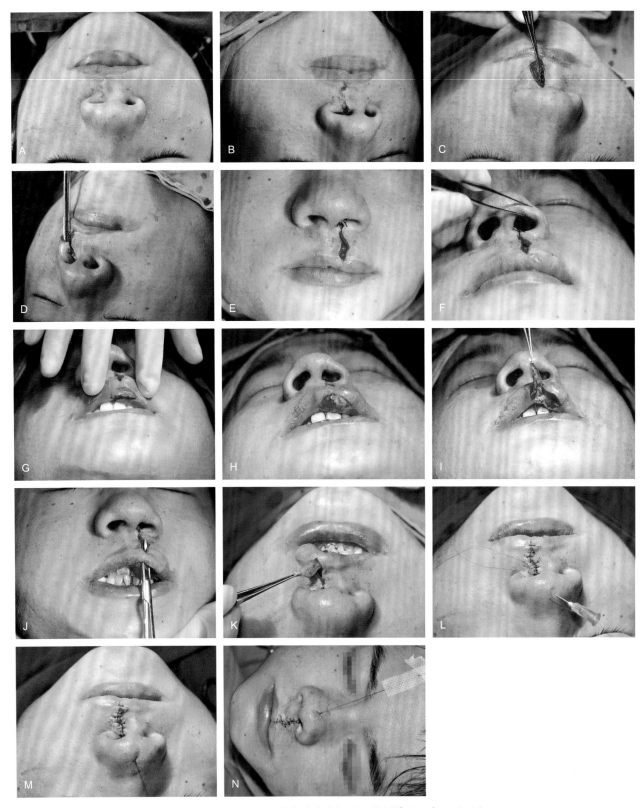

图 2-4-4　上唇瘢痕的修复（瘢痕切除，转瓣填充，鼻孔成形）

A. 上唇瘢痕 | B. 设计切口 | C. 切除瘢痕 | D. 分离鼻翼 | E. 缝合鼻底 | F. 观测鼻孔 | G. 唇红切口 | H. 切除黏膜 | I. 掀起黏肌
膜瓣 | J. 黏膜下隧道 | K. 翻转黏肌膜瓣 | L. 缝合皮肤，鼻背斜行贯穿鼻孔埋线 | M. 埋线悬吊 | N. 牵拉引线固定

【病例 3】

(1) 病史介绍：女性，22 岁。唇裂术后，右上唇瘢痕，鼻孔不等。

(2) 临床表现：上唇瘢痕，鼻翼塌陷。

(3) 手术方法：瘢痕切除，双瓣转移，鼻孔成形。

(4) 操作要点：转移瘢痕，调整鼻形。

(5) 注意事项：制瓣需厚，以免失活。

(6) 操作步骤：见图 2-4-5。

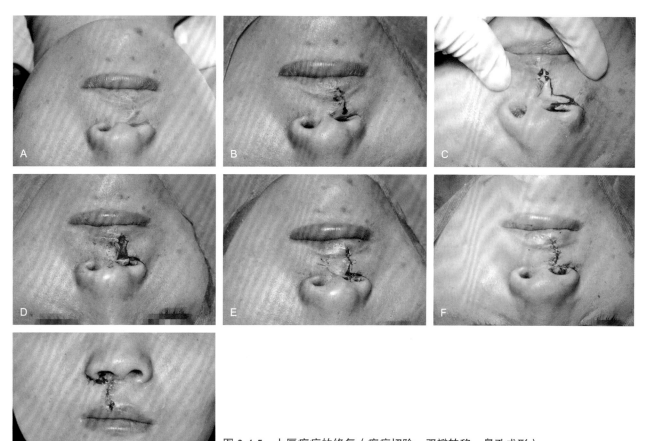

图 2-4-5　上唇瘢痕的修复（瘢痕切除，双瓣转移，鼻孔成形）
A. 上唇瘢痕 | B. 分叶设计双瓣切口 | C. 切开皮肤 | D. 旋转双瓣 | E. 皮下缝合 | F. 皮肤缝合 | G. 术后 1 天，唇形修复良好

【病例 4】

(1) 病史介绍：女童，5 岁。唇裂术后，唇红缺陷，鼻孔不等大畸形。

(2) 临床表现：唇红凹陷，上唇瘢痕，鼻翼塌陷。

(3) 手术方法：①唇部：下小三角瓣法，凹陷黏膜切除，直线缝合。口内黏膜横向切除，调整唇红厚薄。②鼻部：上唇瘢痕瓣转移，修复、矫正鼻翼和鼻脚。

(4) 操作要点：①利用小三角瓣，修复、重建唇缘。②根据需要，利用瘢痕瓣修复鼻底。

(5) 注意事项：不宜过早、过多地用尽、消耗修复材料，需为后期的修复留有充分的余地。

(6) 操作步骤：见图 2-4-6。

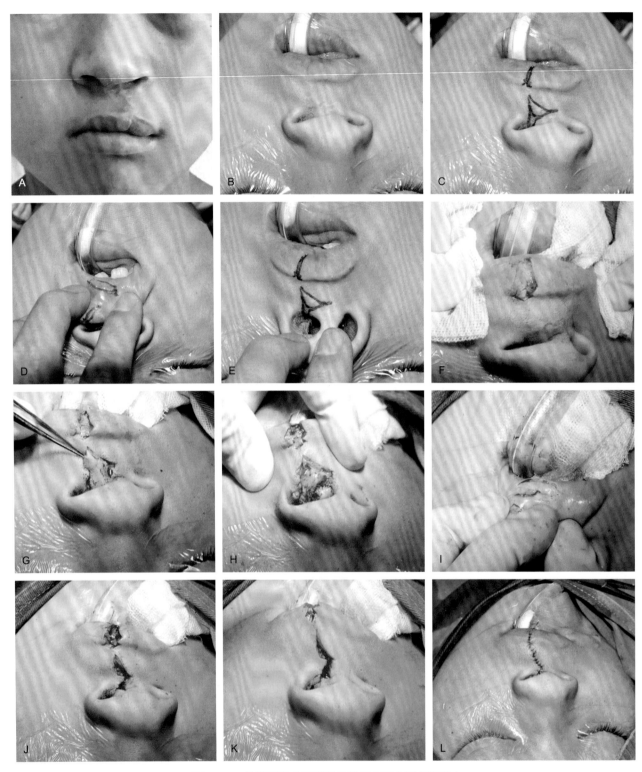

图 2-4-6　单侧唇裂术后畸形的修复（下小三角瓣法）

A. 上唇瘢痕｜B. 唇红凹陷｜C. 皮肤切口｜D. 黏膜切口｜E. 鼻孔内 Z 字成形｜F. 切除黏膜｜G. 切开皮肤｜H. 切除皮肤｜I. 切除黏膜｜J. 缝合肌层｜K. 皮下缝合｜L. 缝合皮肤

（四）唇部缺口畸形

【病例】

（1）病史介绍：男童，9 岁。唇裂术后，右上唇缺损。

（2）临床表现：唇红缺口。

（3）手术方法：Z 字改形。

（4）操作要点：隐蔽切口。

（5）注意事项：制瓣宜厚，深至肌层。

（6）操作步骤：见图 2-4-7。

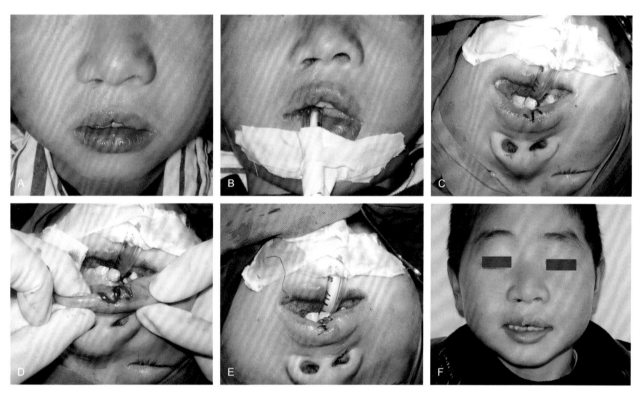

图 2-4-7　唇部缺口畸形的修复（Z 字瓣修复）

A. 唇红凹陷 | B. 插管全麻 | C. 设计切口 | D. 切开黏膜 | E. 缝合创缘 | F. 术后外形良好

（五）唇红肥厚

【病例 1】

（1）病史介绍：男童，7 岁。唇裂术后，左上唇臃肿畸形。

（2）临床表现：左唇红增厚。

（3）手术方法：横向梭形切口。

（4）操作要点：反复测试，确定范围。

（5）注意事项：梭形两端的处理需谨慎，切口宜渐渐缩小，以防猫耳。

（6）操作步骤：见图 2-4-8。

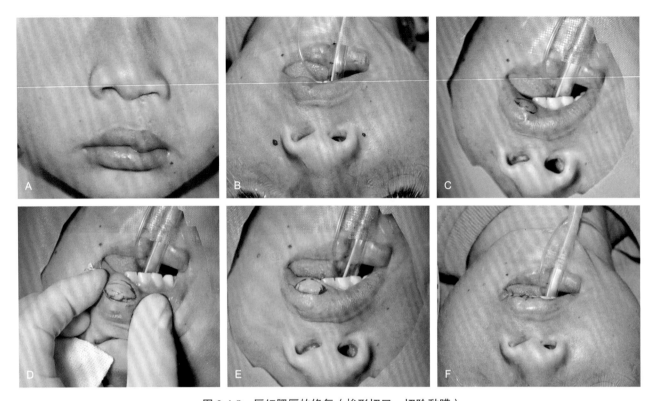

图 2-4-8 唇红肥厚的修复（梭形切口，切除黏膜）
A. 唇红赘肉 ｜ B. 插管麻醉 ｜ C. 设计切口 ｜ D. 切开黏膜 ｜ E. 切除黏膜 ｜ F. 缝合切缘

【病例 2】

（1）病史介绍：男性，27 岁。唇裂术后，唇红厚薄不匀畸形。

（2）临床表现：①唇线中断。②左侧唇红肥厚，局部增厚，人中嵴平坦。③鼻底塌陷。

（3）手术方法：①修复唇红缘。②重建人中嵴。③改薄唇厚。④垫高鼻底。

（4）操作要点：①唇红缘微小三角瓣插入，对线缝合。②人中嵴潜行分离，埋线固定，重建。③厚唇肌瓣转移，取多补少。④鼻底 V-Y 瓣改形，垫高。

（5）注意事项：皮下减张缝合可靠，术后瘢痕会较少。

（6）操作步骤：见图 2-4-9。

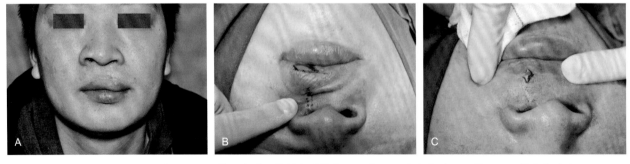

图 2-4-9 单侧唇裂术后唇红厚薄不匀畸形的修复（修复唇红缘，重建人中嵴，改薄唇厚，垫高鼻底）
A. 上唇畸形 ｜ B. 设计切口 ｜ C. 上唇切口

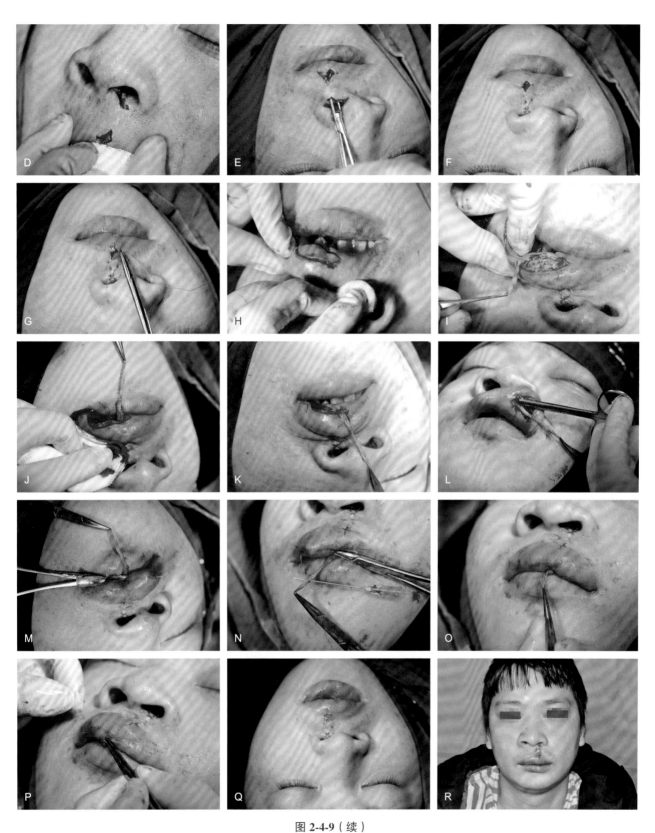

图 2-4-9（续）

D. 鼻底切口 | E. 潜行分离 | F. 埋线固定 | G. 缝合唇缘 | H. 唇内切口 | I. 切除黏膜 | J. 制作黏肌瓣 | K. 掀起黏肌瓣 | L. 潜行分离，制作隧道 | M. 潜行进针 | N. 穿针引线 | O. 转移黏肌瓣 | P. 引线固定 | Q. 缝合完毕 | R. 术后 2 天，唇形修复良好

（六）唇红缘断裂

【病例】

（1）病史介绍：男性，24岁。唇裂术后，唇红线断裂。

（2）临床表现：唇红瘢痕，唇线不连。

（3）手术方法：微型三角瓣，对合插入。

（4）操作要点：仔细观察，镜下操作。

（5）注意事项：反复验证，操作精细。

（6）操作步骤：见图2-4-10。

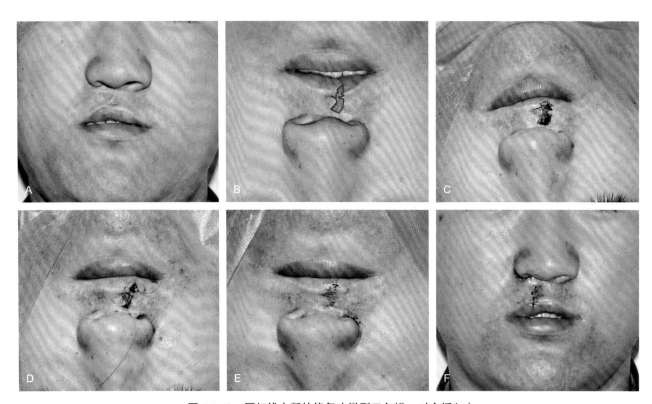

图2-4-10　唇红线中断的修复（微型三角瓣，对合插入）
A.唇红线断裂｜B.下三角瓣设计｜C.按线切开｜D.间断缝合｜E.缝合完毕｜F.术后1天，唇形修复良好

二、鼻部畸形

（一）鼻翼塌陷

【病例】

（1）病史介绍：女童，11岁。唇裂术后，鼻孔变形。

（2）临床表现：上唇瘢痕，唇红上提，鼻翼塌陷。

（3）手术方法：切除瘢痕，插入微型瓣，降低唇高，Z字改形，抬高鼻翼。

（4）操作要点：切开软骨，调整力线，开大鼻孔。

（5）注意事项：埋线固定，维护鼻形。

（6）操作步骤：见图2-4-11。

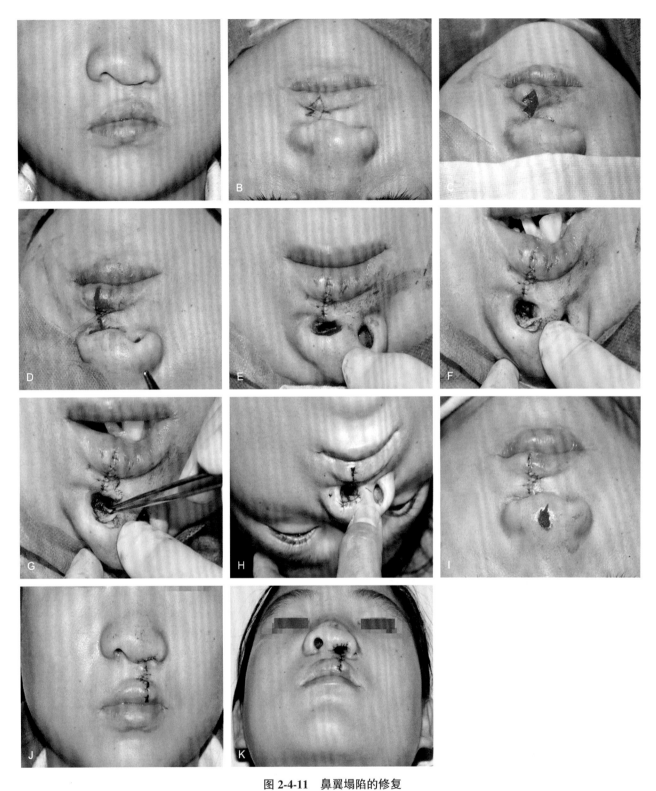

图 2-4-11　鼻翼塌陷的修复
A. 上唇瘢痕 | B. 设计微型瓣 | C. 切除瘢痕 | D. 缝合三角 | E. 鼻阀 Z 字切开，鼻孔缘星月形切开 | F. 分离瓣膜，切除星月形皮肤 | G. 交换三角 | H. 缝合切口 | I. 鼻孔埋线，油纱条固定 | J. 术后 1 天 | K. 仰视观测

（二）鼻孔塌陷

【病例】

(1) 病史介绍：女童，7岁半。唇裂术后，鼻孔扁宽、不等大，上唇瘢痕畸形。

(2) 临床表现：上唇瘢痕，鼻孔扁宽。

(3) 手术方法：切取瘢痕，修复鼻底，缩小鼻孔。

(4) 操作要点：利用瘢痕，取多补少。

(5) 注意事项：皮内缝合，操作需精准轻巧。

(6) 操作步骤：见图 2-4-12。

（三）鼻底缺损

【病例1】

(1) 病史介绍：女童，6岁半。唇裂术后，鼻底塌陷，鼻孔不等大，上唇瘢痕畸形。

(2) 临床表现：上唇瘢痕，鼻底缺损，鼻孔不等大。

(3) 手术方法：旋转瘢痕，制作鼻底，缩小鼻孔。

(4) 操作要点：根据需要充分利用瘢痕。

(5) 注意事项：分离软骨，埋线固定。

(6) 操作步骤：见图 2-4-13。

【病例2】

(1) 病史介绍：男童，14岁。右侧唇裂术后，鼻孔不等大，鼻底缺损。

(2) 临床表现：右侧鼻底缺损，沟状凹陷畸形。

(3) 手术方法：V-Y成形术，缩小鼻孔。

(4) 操作要点：设计 Y 形切口，切开皮肤后，分离鼻底，插入三角瓣，抬高鼻底，缩小鼻孔。

(5) 注意事项：松解鼻底需彻底，否则不易抬高鼻底。

(6) 操作步骤：见图 2-4-14。

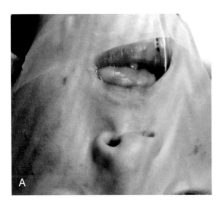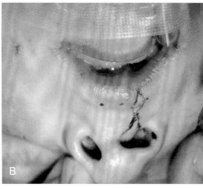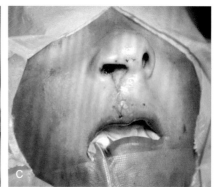

图 2-4-12　鼻孔塌陷的修复
A. 瘢痕畸形 | B. 设计切口 | C. 局部麻醉

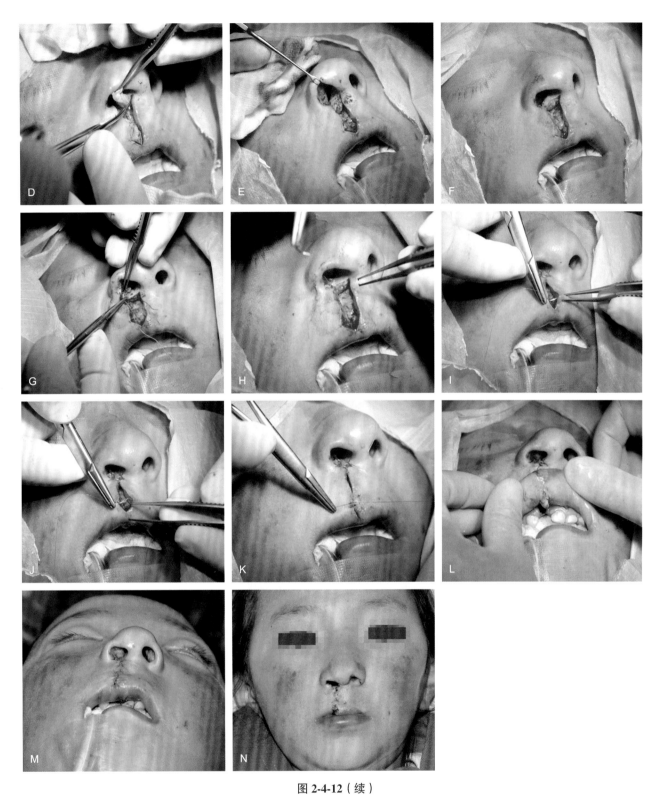

图 2-4-12（续）

D. 切开瘢痕 | E. 松解鼻底 | F. 旋转瘢痕 | G. 修复鼻底 | H. 缝合固定 | I. 缝合皮肤 | J. 进针出针 | K. 打结缝合 | L. 观测上唇 | M. 缝合皮肤 | N. 术后 1 天，唇形修复良好

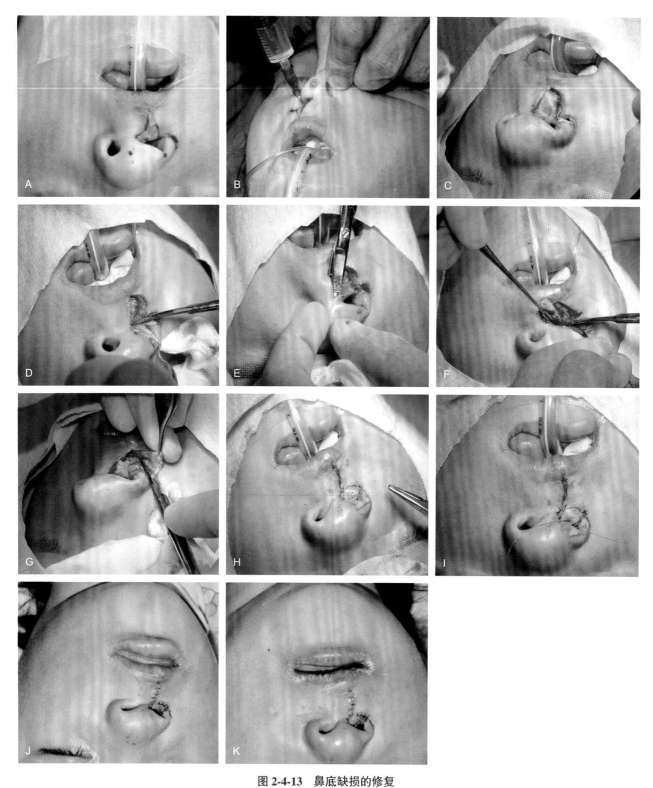

图 2-4-13　鼻底缺损的修复

A. 设计切口 ｜ B. 肿胀麻醉 ｜ C. 切开瘢痕 ｜ D. 分离掀起粘连 ｜ E. 分离鼻翼 ｜ F. 松解束带 ｜ G. 分离皮下 ｜ H. 旋转瘢痕 ｜ I. 埋线固定 ｜ J. 皮肤缝合 ｜ K. 术毕时外形良好

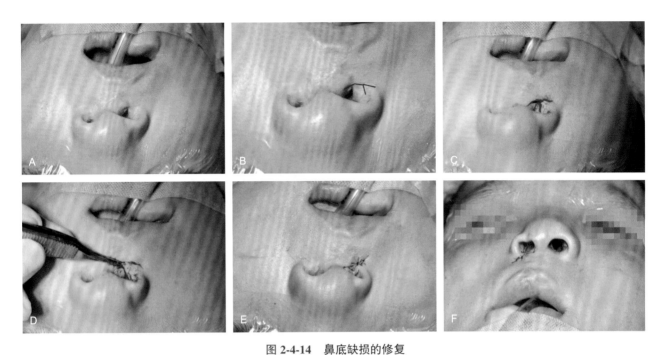

图 2-4-14 鼻底缺损的修复

A. 鼻底缺陷 | B. 设计切口 | C. 切开皮肤，松解鼻底 | D. 皮下缝合，紧缩鼻孔 | E. 缝合、固定皮肤 | F. 俯视观察，鼻底修复良好

（四）鼻孔大小不等

【病例】

(1) 病史介绍：男性，16岁。左侧唇裂术后，鼻孔瘢痕挛缩。

(2) 临床表现：上唇瘢痕，左右鼻孔不等大。

(3) 手术方法：鼻孔Z字改形，开大鼻孔。

(4) 操作要点：鼻孔外侧设计舌形瓣，转移皮瓣至鼻孔内侧。

(5) 注意事项：皮瓣宽度设计应比理论测算值稍大，以抵消转瓣后的损耗。

(6) 操作步骤：见图2-4-15。

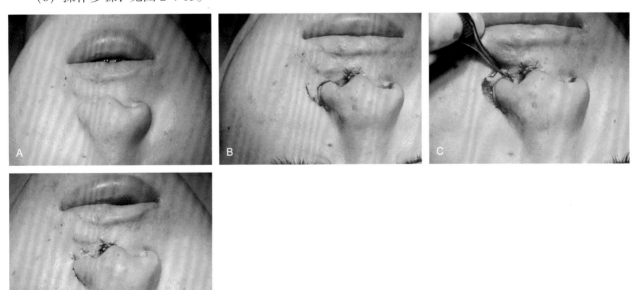

图 2-4-15 鼻孔大小不等的修复

A. 左鼻孔较小 | B. 皮瓣设计 | C. 转移皮瓣 | D. 缝合切口，调整鼻孔

（五）鼻翼畸形

【病例】

（1）病史介绍：女性，28岁。唇裂术后，唇红缘不齐，鼻翼塌陷畸形。

（2）临床表现：唇红凹陷，人中嵴浅，鼻梁低平。

（3）手术方法：唇红改形，重建嵴线，取肋软骨，综合隆鼻。

（4）操作要点：切取肋软骨，搭建支架，加用鼻模假体，抬高、延长鼻尖。

（5）注意事项：避免气胸，防止血肿，严密封闭，留置引流。

（6）操作步骤：见图2-4-16。

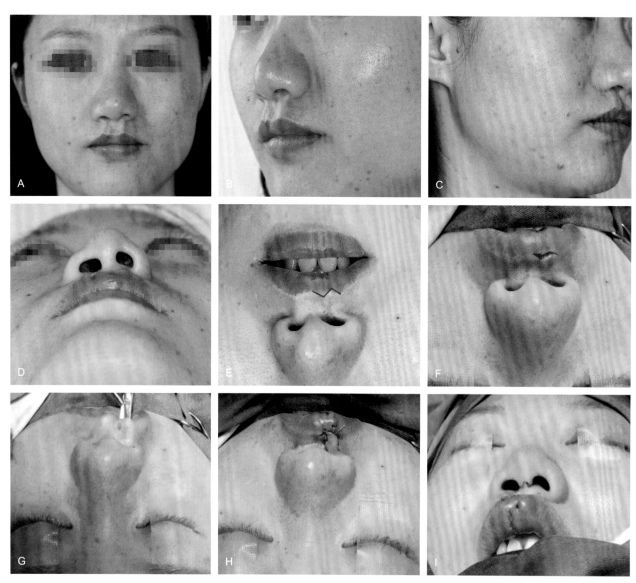

图2-4-16　鼻翼畸形的修复

A.人中嵴浅 | B.唇红凹陷 | C.唇线不齐 | D.鼻孔扁宽 | E.设计切口 | F.切开唇线 | G.潜行分离 | H.埋线固定 | I.缝毕黏膜

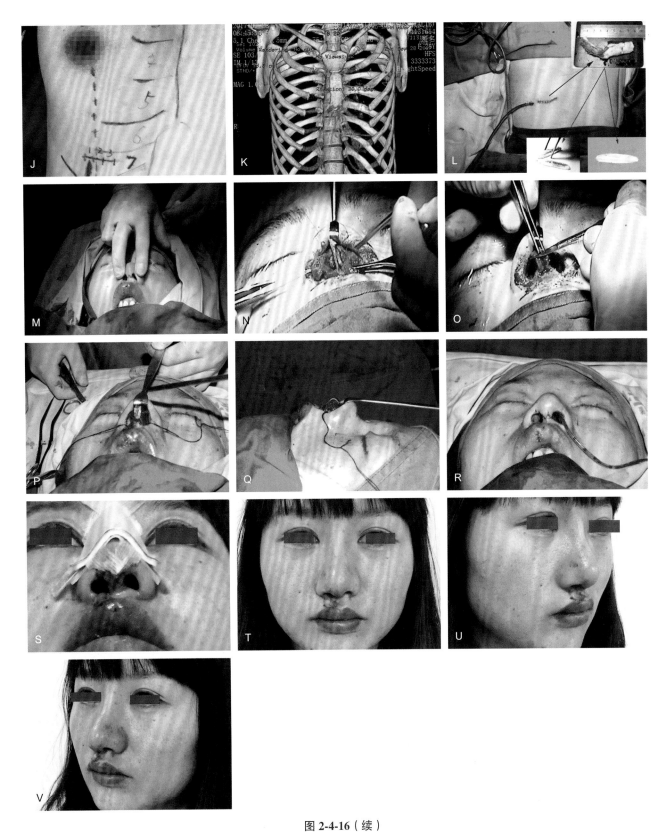

图 2-4-16（续）

J. 第七肋骨 ｜ K. 排除肋软骨钙化 ｜ L. 制作软骨 ｜ M. 鼻部切口 ｜ N. 软骨支架 ｜ O. 修整软骨 ｜ P. 鼻尖覆盖软骨薄片 ｜ Q. 侧面观察 ｜ R. 植入鼻模 ｜ S. 术毕固定 ｜ T. 术后 1 周 ｜ U. 右侧面观 ｜ V. 左侧面观

三、口鼻瘘畸形

【病例】

(1) 病史介绍：女童，12 岁。唇裂术后，遗留口鼻瘘。

(2) 临床表现：牙槽嵴裂开，左口鼻腔瘘。

(3) 手术方法：瘘孔缘切口，唇龈沟黏膜瓣修复。

(4) 操作要点：①瘘孔缘切开。②分离黏膜瓣，翻转做衬里。③唇龈沟黏膜瓣移行，分层缝合，修复裂隙。

(5) 注意事项：贴近牙槽骨分离时，黏膜瓣容易破裂。

(6) 操作步骤：见图 2-4-17。

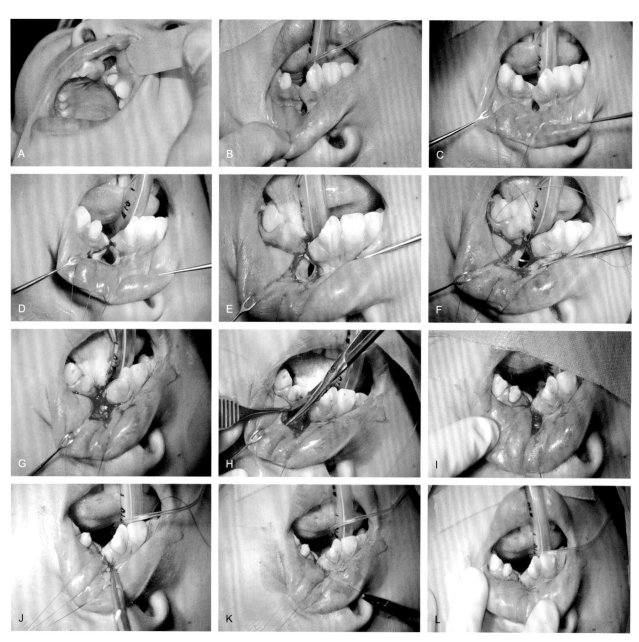

图 2-4-17　口鼻瘘的修复

A. 唇裂术后口鼻瘘 | B. 前颌口鼻瘘 | C. 暴露瘘口 | D. 设计切口 | E. 切开黏膜 | F. 缝合黏膜做衬里，线结留于腔面 | G. 封闭鼻侧黏膜 | H. 分离唇龈沟黏肌膜瓣 | I. 缝合肌层，缩小创面 | J. 缝合黏膜 | K. 缝合打结 | L. 剪线，术毕

四、双侧唇裂术后畸形

（一）上唇瘢痕

【病例 1】

(1) 病史介绍：女童，4 岁。双侧唇裂术后，切口瘢痕。

(2) 临床表现：前唇瘢痕。

(3) 手术方法：切除瘢痕，唇白下移。

(4) 操作要点：切缘准确，皮下分离。

(5) 注意事项：操作精细，松解彻底。

(6) 操作步骤：见图 2-4-18。

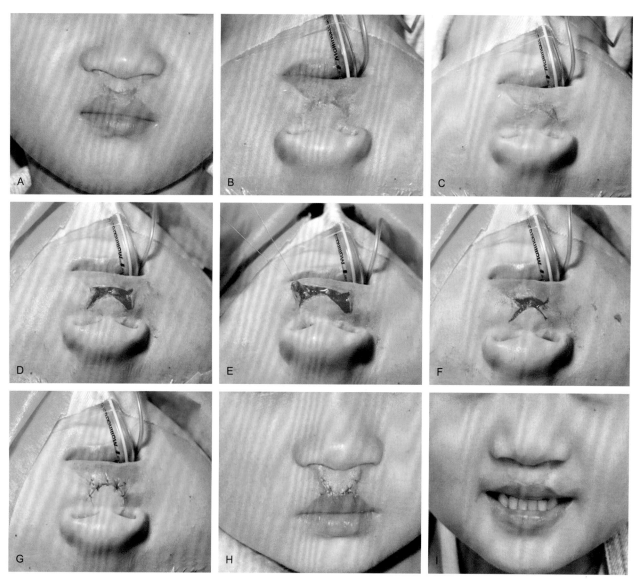

图 2-4-18　上唇瘢痕的修复

A. 上唇瘢痕｜B. 插管麻醉｜C. 设计切口｜D. 切除瘢痕｜E. 掀起皮瓣｜F. 皮下缝合｜G. 缝合完毕｜H. 术后 1 天，唇形修复良好｜I. 术后 6 个月，外形良好

【病例 2】

(1) 病史介绍：男童，10 岁。双侧唇裂术后瘢痕。

(2) 临床表现：前唇瘢痕，吹口哨状唇畸形。

(3) 手术方法：下降唇白，重建口轮匝肌。

(4) 操作要点：松解到位，调整肌力。

(5) 注意事项：闭合口哨，彻底松解瘢痕。

(6) 操作步骤：见图 2-4-19。

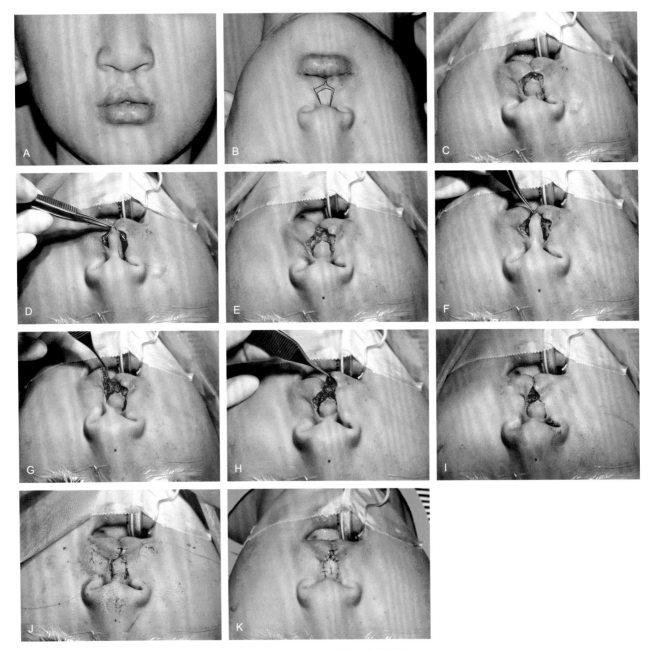

图 2-4-19　双侧唇裂术后瘢痕的修复

A. 吹口哨状唇畸形 | B. 设计切口 | C. 切除瘢痕 | D. 测试张力 | E. 松解分离 | F. 复测张力 | G. 分离肌层 | H. 松解瘢痕 | I. 对合黏膜 | J. 缝合黏膜 | K. 缝合完毕，人中嵴缝压 1 针，以形成压迹

（二）唇红凹陷

【病例】

（1）病史介绍：男童，13 岁。唇红凹陷，双侧唇裂术后畸形。

（2）临床表现：上唇瘢痕，唇红凹陷。

（3）手术方法：Z 字改形，重建口轮匝肌。

（4）操作要点：松解到位，调整肌力。

（5）注意事项：矫正线性畸形，重建唇珠。

（6）操作步骤：见图 2-4-20。

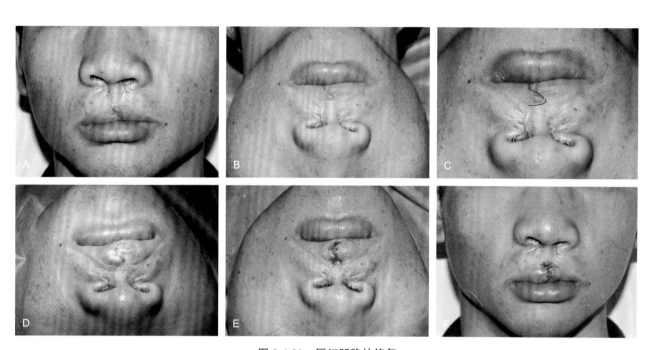

图 2-4-20　唇红凹陷的修复
A. 唇红凹陷 | B. 上唇畸形 | C. 设计切口 | D. 肿胀麻醉 | E. 切开缝合 | F. 术后 1 天，唇形修复良好

（三）口哨畸形

【病例】

（1）病史介绍：女童，13 岁。双侧唇裂术后，上唇瘢痕，吹口哨状唇畸形。

（2）临床表现：吹口哨状唇畸形，前唇瘢痕。

（3）手术方法：切除瘢痕，唇白下移。

（4）操作要点：切缘准确，皮下分离。

（5）注意事项：操作精细，分离到位。

（6）操作步骤：见图 2-4-21。

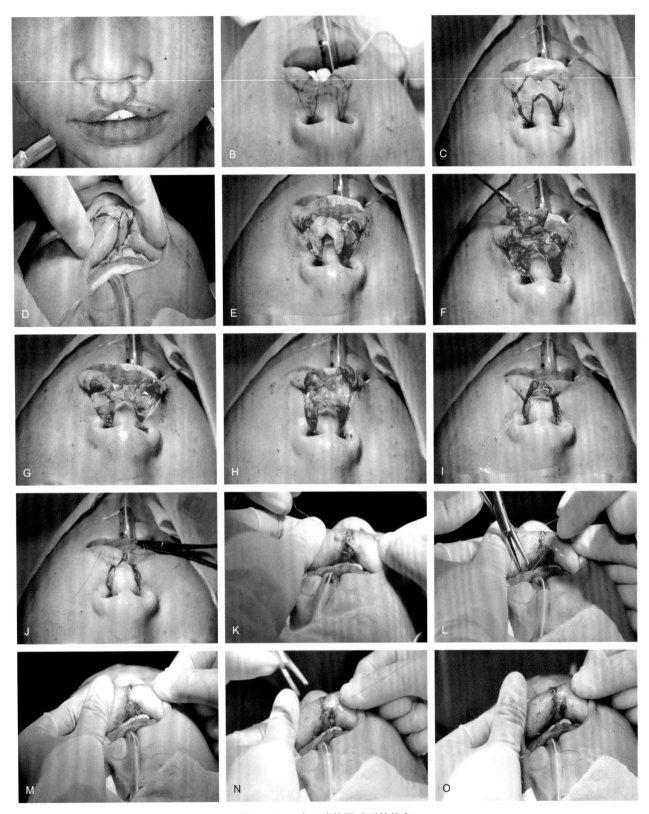

图 2-4-21 吹口哨状唇畸形的修复

A. 上唇畸形 │ B. 设计切口 │ C. 切开瘢痕 │ D. 切开黏膜 │ E. 分离瘢痕 │ F. 切除瘢痕 │ G. 分离切缘 │ H. 缝合黏膜 │ I. 缝合肌层 │ J. 缝合唇缘 │ K. 缝合唇红 │ L. 缝合黏膜 │ M. 检查黏膜 │ N.调整黏膜 │ O.检查外形

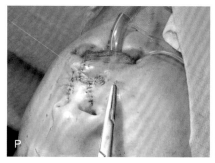
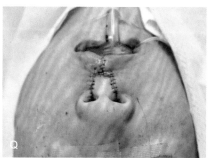

图 2-4-21（续）
P. 缝合皮肤 | Q. 术毕，唇形修复良好

（四）唇红缺损

【病例】

（1）病史介绍：女性，17 岁。双侧唇裂术后，上唇缺损，瘢痕畸形。

（2）临床表现：唇红缺损，上唇瘢痕。

（3）手术方法：利用瘢痕做唇龈沟衬里，前唇 C 瓣旋转，修复鼻底。上唇闭合，矫正露齿畸形。

（4）操作要点：①上唇瘢痕分离后，沉入深层作为唇龈沟衬里。②切开上唇，重新组合、调整。③前唇 C 瓣旋转修复鼻底。

（5）注意事项：分离肌层时应适当，注意组织分离半径过大时可造成缺血。

（6）操作步骤：见图 2-4-22。

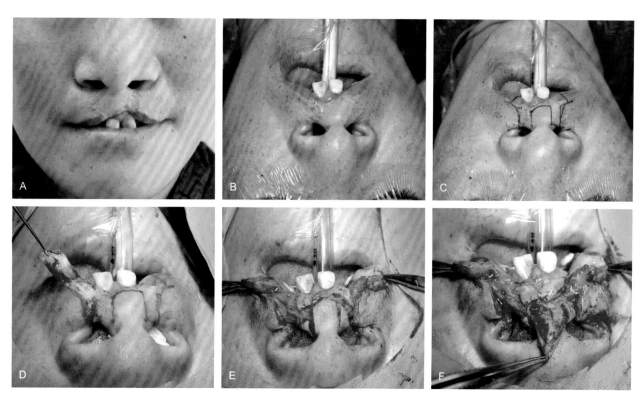

图 2-4-22 唇红缺损的修复
A. 上唇缺损 | B. 切口瘢痕 | C. 切线设计 | D. 切开左侧 | E. 切开松解 | F. 瘢痕缝合做唇龈沟衬里

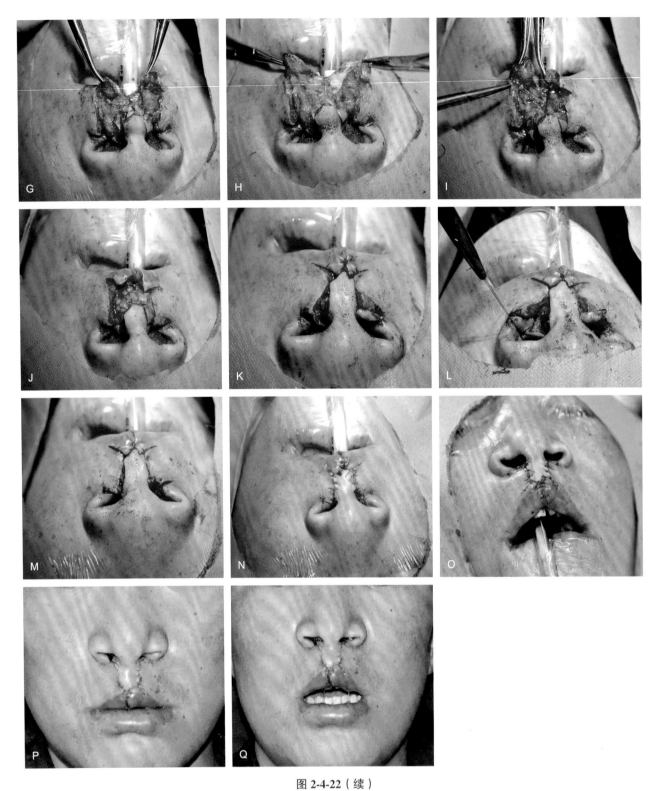

图 2-4-22（续）

G. 缝合上唇黏膜 | H. 间断缝合，封闭该层面 | I. 缝合肌层 | J. 间断缝合 | K. 旋转 C 瓣 | L. 修复鼻脚 | M. 缝合皮下 | N. 缝合皮肤 | O. 缝合黏膜 | P. 术后 1 天，唇形修复良好 | Q. 张口形态良好

（五）唇红嵌合畸形

【病例】

（1）病史介绍：男性，22岁。双侧唇裂术后，瘢痕畸形。

（2）临床表现：唇红嵌合，上唇瘢痕，唇红缺损。

（3）手术方法：①切除嵌合唇红，降低前唇瓣。②切除上唇窄条瘢痕，直线缝合。

（4）操作要点：切开上唇组织，充分分离，重新组合。

（5）注意事项：前唇制瓣需均匀，不宜过薄。

（6）操作步骤：见图2-4-23。

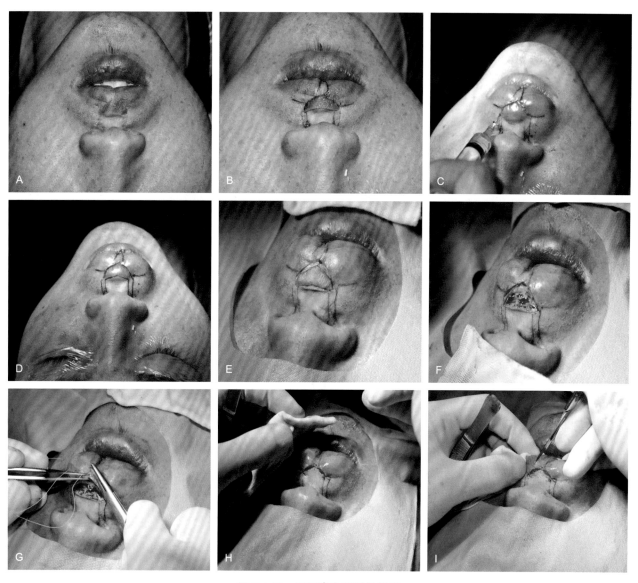

图 2-4-23　唇红嵌合畸形的修复

A. 瘢痕凹陷 ｜ B. 设计切口 ｜ C. 肿胀麻醉 ｜ D. 张力状态 ｜ E. 按线切开 ｜ F. 切除嵌入的唇红 ｜ G. 皮下缝合 ｜ H. 定点缝合 ｜ I. 切开黏膜

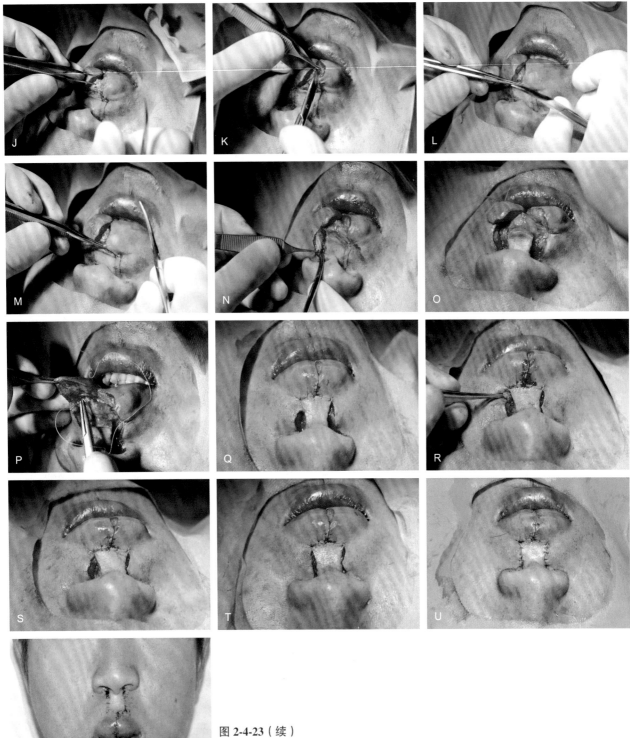

图 2-4-23（续）

J. 分离黏膜｜K. 分离肌层｜L. 松解粘连｜M. 切开皮肤｜N. 切除瘢痕｜O. 松解彻底｜P. 缝合肌层｜Q. 左侧三角多余｜R. 提起切除｜S. 观察切除三角后的形态｜T. 皮下缝合｜U. 缝合完毕｜V. 术后1天，唇形修复良好

（六）鼻小柱短

【病例】

（1）病史介绍：女性，16岁。双侧唇裂术后，鼻翼塌陷，鼻小柱短缩。

（2）临床表现：鼻翼塌陷，鼻小柱短缩。

（3）手术方法：设计 W 瓣，做上唇延长。取肋软骨移植，做支架抬高鼻尖。

（4）操作要点：上唇 W 形切开，延长鼻小柱。肋软骨柱状雕刻，支撑鼻小柱。

（5）注意事项：取第七肋软骨，隐蔽切口。

（6）操作步骤：见图 2-4-24。

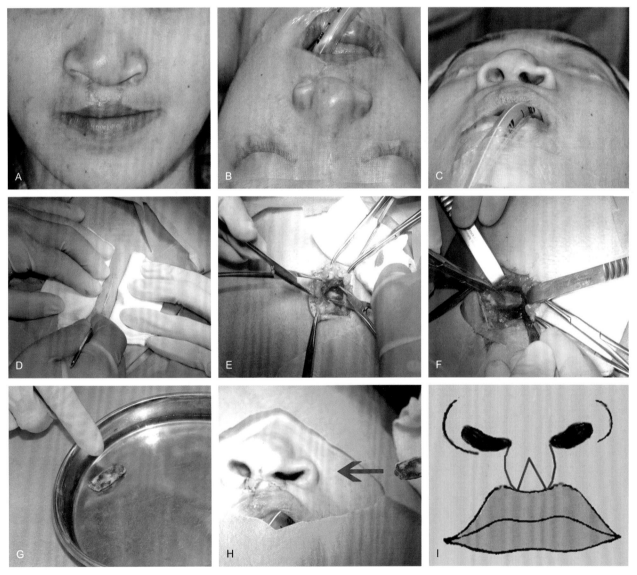

图 2-4-24　鼻小柱短的修复

A. 鼻头塌陷 | B. 上唇瘢痕 | C. 鼻翼塌陷 | D. 第七肋软骨 | E. 暴露软骨 | F. 切取软骨 | G. 雕刻软骨 | H. 软骨待植 | I. 设计切口

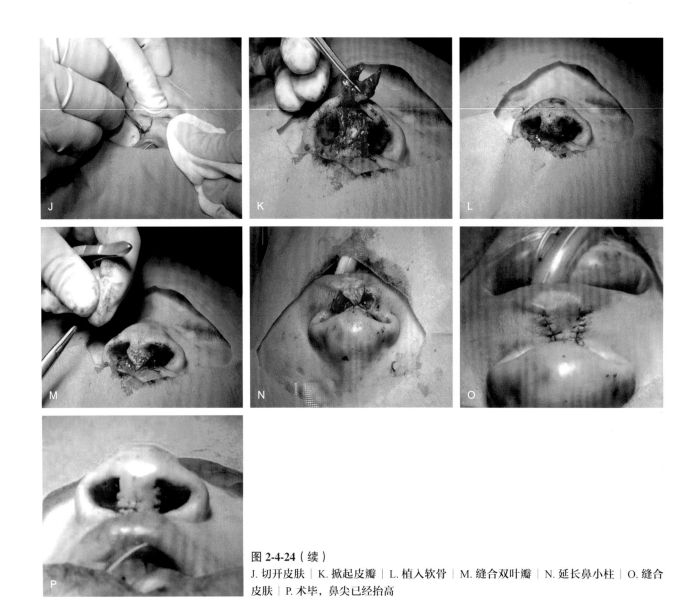

图 2-4-24（续）
J. 切开皮肤 | K. 掀起皮瓣 | L. 植入软骨 | M. 缝合双叶瓣 | N. 延长鼻小柱 | O. 缝合皮肤 | P. 术毕，鼻尖已经抬高

（七）上唇短缩畸形

【病例】

（1）病史介绍：女性，24 岁。双侧唇裂术后，上唇短缩畸形。

（2）临床表现：上唇短缩，上唇瘢痕。

（3）手术方法：分期 R 瓣修复。

（4）操作要点：①一期：下唇设计 R 形带蒂唇红瓣。将下唇的组织转移至上唇，上、下唇暂时封闭 3 周，皮管进食。②3 周后断蒂，分别修复上、下唇红。

（5）注意事项：下唇 R 瓣的蒂不宜过少，保留 1/3 以上蒂部以保证血供。

（6）操作步骤：见图 2-4-25。

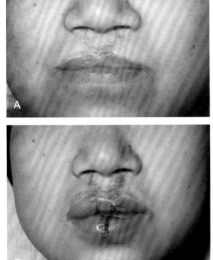
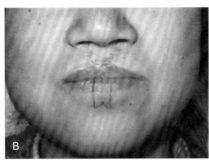
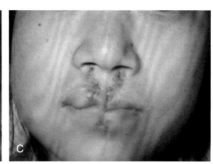

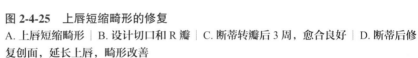

图 2-4-25 上唇短缩畸形的修复
A. 上唇短缩畸形 | B. 设计切口和 R 瓣 | C. 断蒂转瓣后 3 周，愈合良好 | D. 断蒂后修复创面，延长上唇，畸形改善

（八）复裂

【病例】

（1）病史介绍：男性，16 岁。双侧唇裂术后，复裂。

（2）临床表现：①左侧鼻底裂开，门齿、牙龈外露。②唇红凹陷、缺损。③左鼻脚塌陷。

（3）手术方法：①摘除畸形门齿。②下三角瓣重建人中嵴。③调整唇红。④旋转瘢痕瓣，垫高鼻底。

（4）操作要点：①唇红缘插入微小三角瓣，下降唇高，对线缝合。②翻转上唇瘢痕，做唇龈沟衬里。③双环缝合肌层。④角 −3D 连续缝合法缝合小三角瓣。

（5）注意事项：前次术后瘢痕较重，分离组织宜确切、到位。

（6）操作步骤：见图 2-4-26。

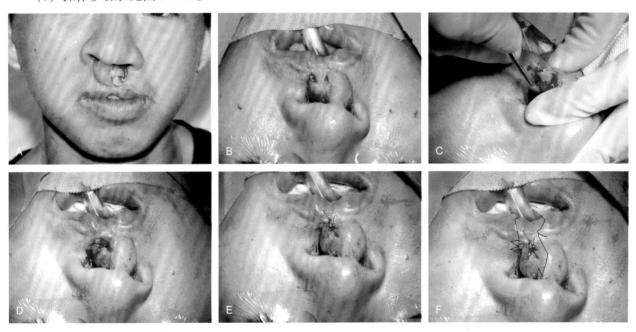

图 2-4-26 复裂的修复
A. 左上唇复裂畸形 | B. 插管麻醉 | C. 分离门齿 | D. 拔除门牙 | E. 缝合创口 | F. 设计切口

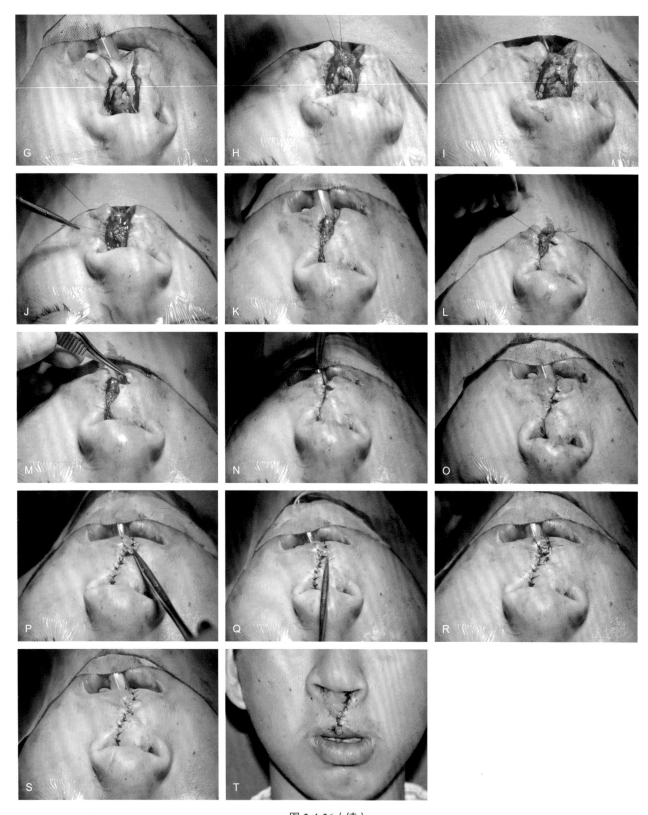

图 2-4-26（续）

G. 切开瘢痕｜H. 内翻缝合｜I. 分离肌层｜J. 缝合肌层｜K. 缩缝肌层，缩小创面｜L. 缝合唇红肌层｜M. 切开皮肤，深切松解｜N. 皮内缝合｜O. 插入三角瓣｜P. 角 -3D 连续缝合法，第一针｜Q. 第二针｜R. 第三针｜S. 打结，术毕｜T. 术后 1 天，鼻孔外形对称

第三章
腭裂的修复

本章解读的是腭裂修复，笔者推崇的常用术式有直线缝合法、兰氏法、单瓣法、二瓣法、单Z字瓣法、反向双Z字瓣法（Furlow法），特殊的方法如犁骨瓣、任意三角瓣、唇龈沟瓣等。腭裂的二期手术如腭瘘、腭复裂的修复，还可选择牙槽嵴修复术、咽成形术（咽后壁黏肌瓣法）等。

第一节·单侧腭裂的修复

一、一度腭裂（悬雍垂裂）

【病例】
(1) 病史介绍：男童，6岁7个月。悬雍垂裂。
(2) 临床表现：悬雍垂裂。
(3) 手术方法：直线缝合法。
(4) 操作要点：切开裂缘，直接缝合。
(5) 注意事项：提起悬雍垂，横向切开，可以延长悬雍垂。
(6) 操作步骤：见图3-1-1。

二、二度腭裂（软腭裂）

【病例1】
(1) 病史介绍：女童，2岁半。软腭裂。
(2) 临床表现：鼻音，软腭裂。
(3) 手术方法：单侧松弛切口。
(4) 操作要点：切开裂缘，单侧松弛，减张切口，直线缝合。
(5) 注意事项：根据张力，选择单侧或双侧减张切口。
(6) 操作步骤：见图3-1-2。

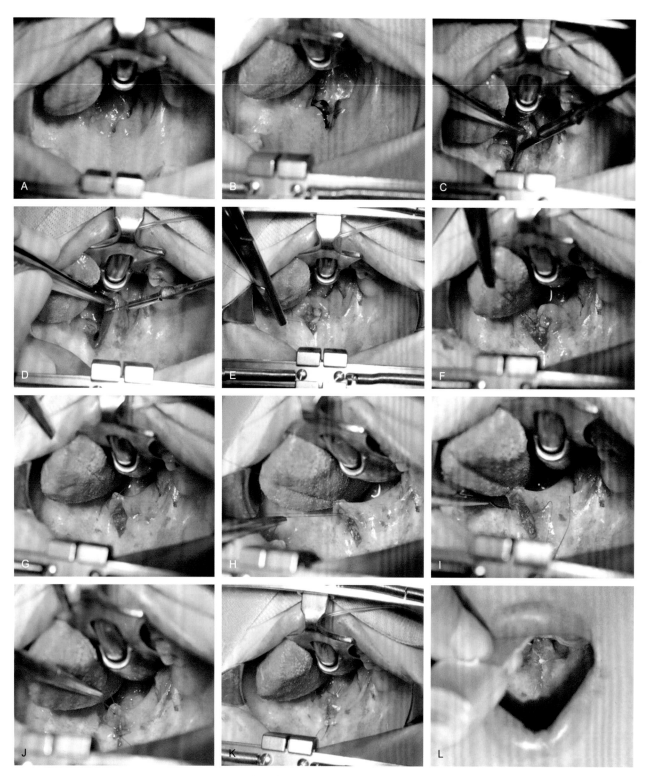

图 3-1-1　一度腭裂（悬雍垂裂）的修复（直线缝合法）

A. 悬雍垂裂｜B. 设计切口｜C. 切开裂缘｜D. 横向切开，延长悬雍垂｜E. 缝合黏膜｜F. 缝合肌层｜G. 提起尖端｜H. 缝合肌层｜I. 缝合黏肌层｜J. 缝合口侧黏膜｜K. 间断缝合黏膜｜L. 术后 1 天，恢复良好

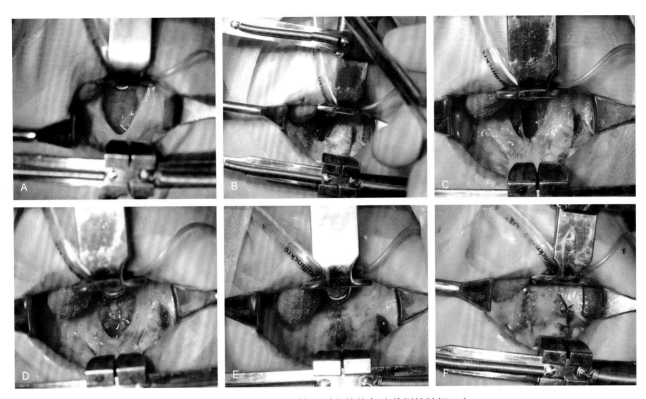

图 3-1-2 二度腭裂（软腭裂）的修复（单侧松弛切口）

A. 软腭裂隙 ｜ B. 裂缘及一侧减张切开 ｜ C. 分离裂缘，暴露肌层 ｜ D. 缝合咽侧黏膜 ｜ E. 缝合肌层 ｜ F. 缝合口侧黏膜

【病例 2】

(1) 病史介绍：男童，8 个月。软腭裂。

(2) 临床表现：软腭裂，鼻音。

(3) 手术方法：单瓣法。

(4) 操作要点：设计单瓣裂缘切口，保护双蒂血管。

(5) 注意事项：术中止血彻底，可用电凝及纱条填塞。

(6) 操作步骤：见图 3-1-3。

【病例 3】

(1) 病史介绍：男童，18 个月。软腭裂。

(2) 临床表现：鼻音，软腭裂隙较宽。

(3) 手术方法：单 Z 字瓣 + 双侧减张切口。

(4) 操作要点：裂缘 Z 字瓣，全层切开，交换三角瓣，严密缝合。

(5) 注意事项：双侧减张切开，择情而选。

(6) 操作步骤：见图 3-1-4。

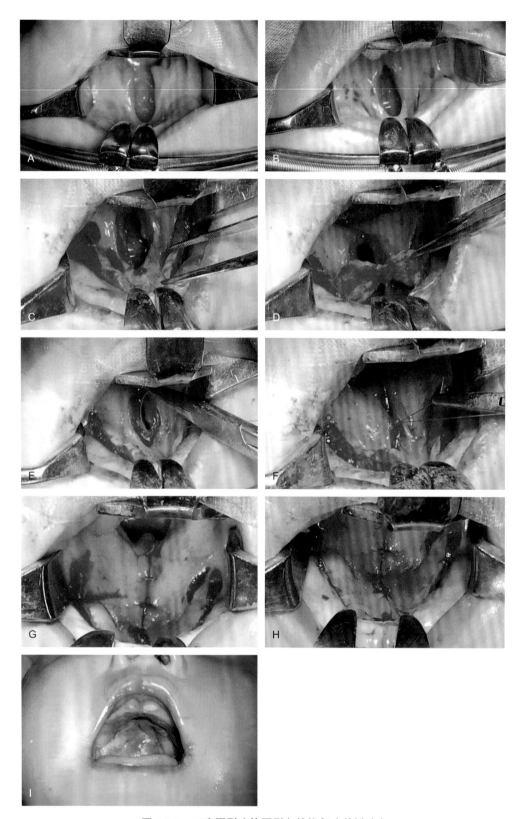

图 3-1-3　二度腭裂（软腭裂）的修复（单瓣法）

A. 软腭裂隙｜B. 每侧注射 1% 利多卡因 3~5 ml，肿胀麻醉｜C. 切开裂缘｜D. 掀起腭瓣｜E. 缝合鼻侧黏膜｜F. 缝合肌层｜G. 缝合舌侧黏膜｜H. 封闭切口｜I. 术后 1 天，愈合良好

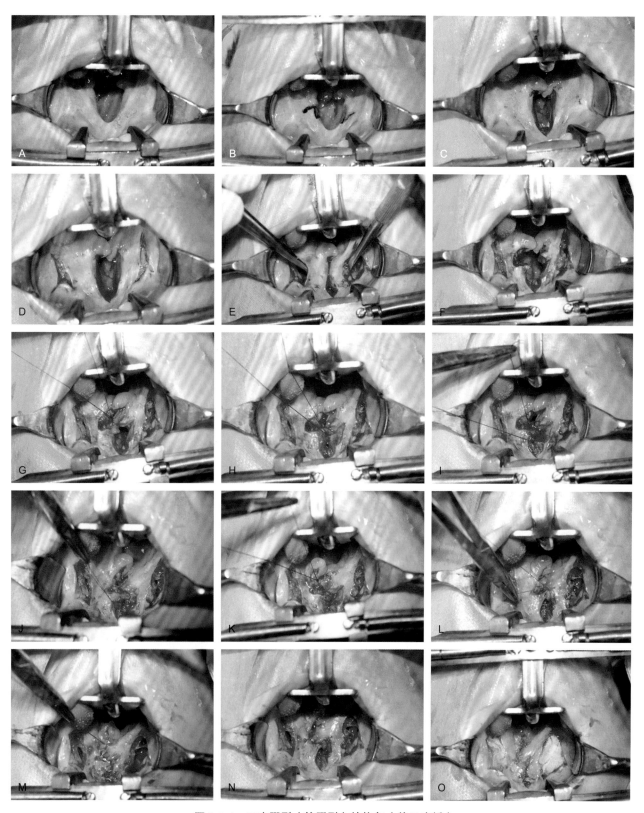

图 3-1-4　二度腭裂（软腭裂）的修复（单 Z 字瓣）

A. 软腭裂开｜B. 设计切口｜C. 裂缘切口｜D. 松弛切口｜E. 减张分离｜F. 按 Z 字全层切开｜G. 鼻侧黏膜，定点缝合｜H. 缝合肌层（中层）｜I. 间断缝合黏膜、肌层｜J、K. 缝合肌层｜L、M. 缝合舌侧黏膜｜N. 缝合肌层和黏膜｜O. 缝毕，油纱条填塞

【病例 4】

(1) 病史介绍：男童，1 岁 11 个月。软腭裂。

(2) 临床表现：软腭裂隙较宽，鼻音。

(3) 手术方法：单 Z 字瓣法 + 减张切口。

(4) 操作要点：三层缝合，严密缝合。

(5) 注意事项：减张切开，择情而选。

(6) 操作步骤：见图 3-1-5。

【病例 5】

(1) 病史介绍：女童，2 岁 3 个月。软腭裂。

(2) 临床表现：软腭裂。

(3) 手术方法：反向双 Z 字瓣法（Furlow 法）。

(4) 操作要点：两层交叉，反向缝合，缝线张力适当。

(5) 注意事项：注意瓣与蒂的血供，每一层瓣膜的蒂，以厚层置于远端，薄层置于近端，以利血供。

(6) 操作步骤：见图 3-1-6。

【病例 6】

(1) 病史介绍：男童，1 岁 3 个月。软腭裂。

(2) 临床表现：软腭裂。

(3) 手术方法：反向双 Z 字瓣法（Furlow 法）。

(4) 操作要点：两层交叉，反向缝合，张力适当。

(5) 注意事项：注意瓣与蒂的血供，每层瓣膜的蒂，以厚者置于远端，薄者置于近端。

(6) 操作步骤：见图 3-1-7。

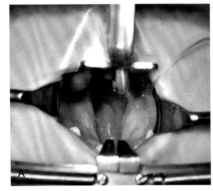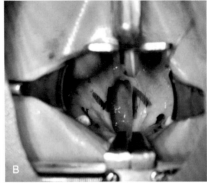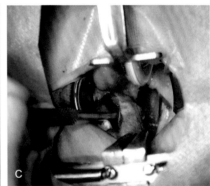

图 3-1-5　二度腭裂（软腭裂）的修复（单一 Z 字瓣法）

A. 二度腭裂 ｜ B. 设计切口 ｜ C. 减张分离

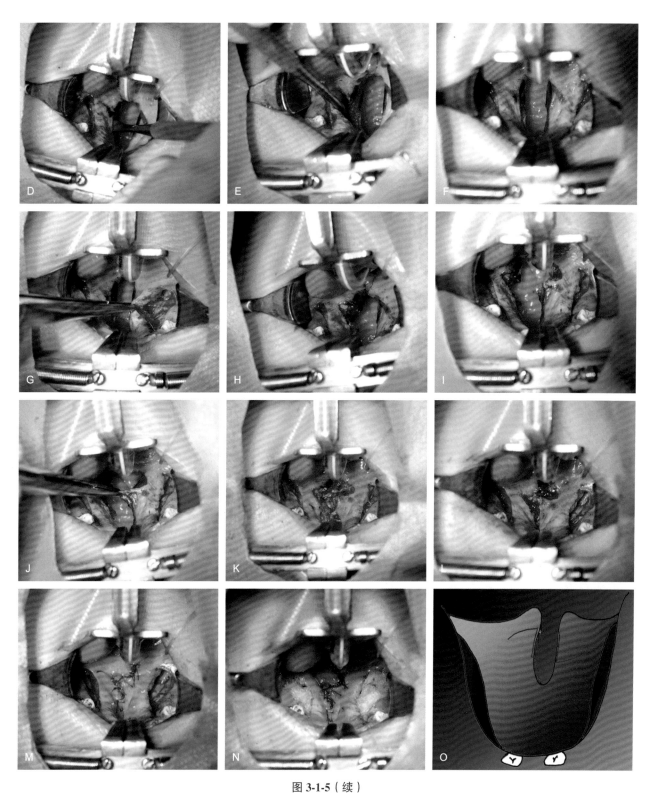

图 3-1-5（续）

D. 切开一侧裂缘 ｜ E. 分离腭瓣 ｜ F. 切开对侧裂缘 ｜ G. 减张松弛 ｜ H. 切开 Z 字左侧 ｜ I. 切开 Z 字右侧 ｜ J. 测试张力 ｜ K. 缝合鼻侧黏膜（第一层） ｜ L. 缝合肌层（第二层：中层） ｜ M. 缝合舌侧黏膜（第三层） ｜ N. 双侧纱条填塞，术毕 ｜ O. 切口示意图

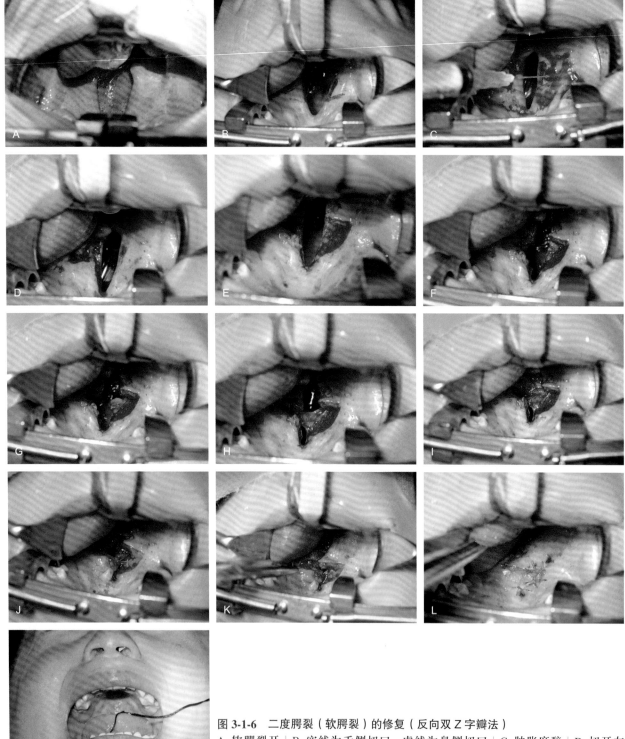

图 3-1-6　二度腭裂（软腭裂）的修复（反向双 Z 字瓣法）

A. 软腭裂开 | B. 实线为舌侧切口，虚线为鼻侧切口 | C. 肿胀麻醉 | D. 切开左侧 | E. 切开右侧 | F. 切开深层 | G. 切开对侧深层 | H. 缝角定点 | I. 缝合肌层 | J. 缝角肌层 | K. 缝合肌层 | L. 缝合黏膜 | M. 术后 1 天，愈合良好

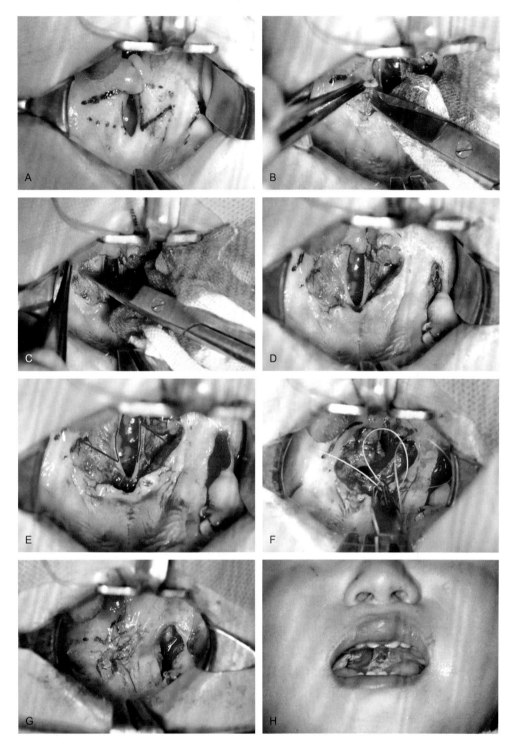

图 3-1-7　二度腭裂（软腭裂）的修复（反向双 Z 字瓣法）
A. 设计切口 | B. 左右切开 | C. 掀起分离 | D. 减张切开 | E. 深层切口 | F. 缝合各层 | G. 封闭缝合 | H. 术后 1 天

三、三度腭裂（软、硬腭裂）

【病例 1】

（1）病史介绍：男童，4 岁。全腭裂。

（2）临床表现：全腭裂，鼻音较重。

（3）手术方法：二瓣法。

（4）操作要点：两侧切口，减张松解，鼻侧黏膜瓣与舌侧黏膜瓣，上下瓣缝合，固定在一起，不留死腔。

（5）注意事项：分离血管蒂，松解充分。切缘创面，止血确切。钩状翼突内侧分离和松解相对容易，或拧折翼突，达到松弛腭瓣的目的。

（6）操作步骤：见图 3-1-8。

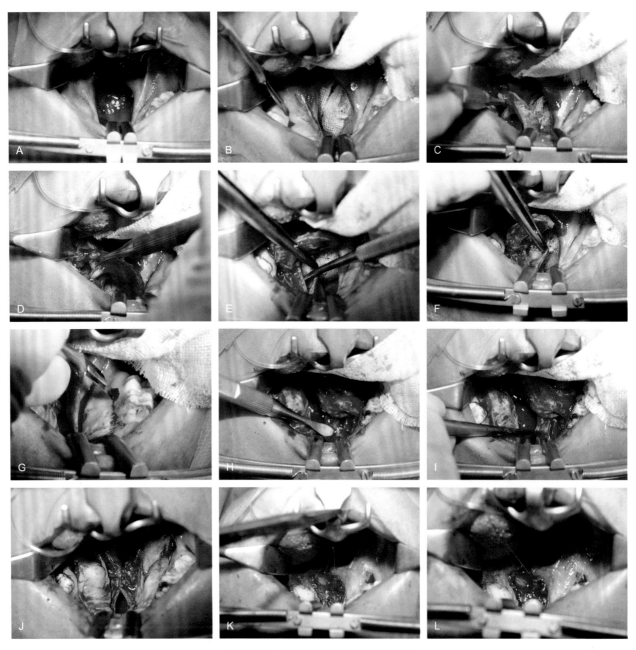

图 3-1-8　三度腭裂的修复（二瓣法）

A. 软、硬腭裂｜B. 分离一侧｜C. 分离血管束｜D. 显露蒂部｜E. 分离鼻侧黏膜｜F. 松解黏膜｜G. 另一切口｜H. 分离腭瓣｜I. 分离鼻侧黏膜｜J. 缝合鼻侧黏膜｜K、L. 缝合肌层

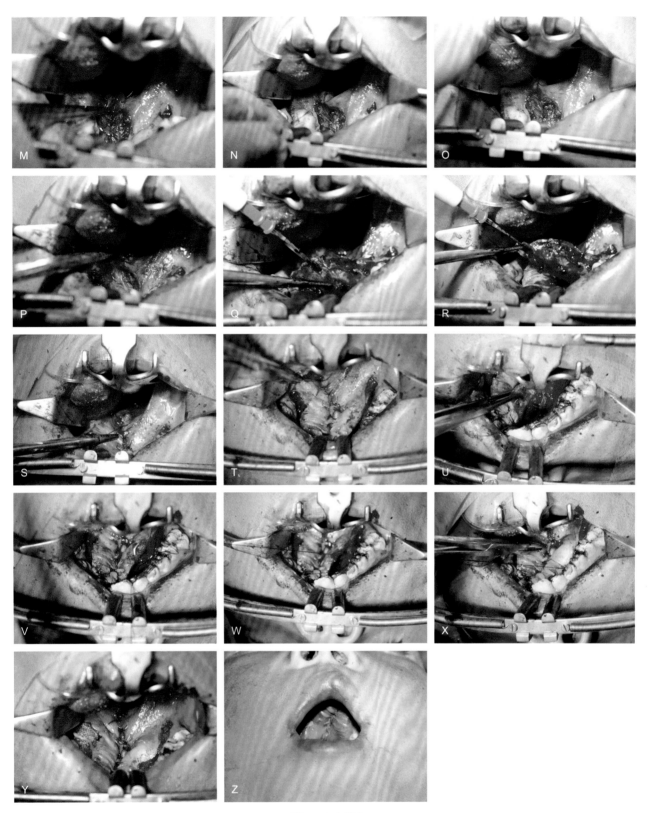

图 3-1-8（续）

M. 缝合腭垂黏膜｜N. 提起腭垂｜O. 检查腭垂｜P. 缝合腭垂｜Q. 边缘止血｜R. 前端止血｜S. 缝合舌侧黏膜｜T. 缝毕舌侧｜U. 进针骨瓣｜V. 出针腭瓣｜W. 提起缝线｜X. 固定腭瓣，按压使之服帖、平整｜Y. 双侧油纱条填塞｜Z. 术后 1 天，愈合良好

【病例2】

(1) 病史介绍：男童，3岁。全腭裂。

(2) 临床表现：软、硬腭裂。

(3) 手术方法：兰氏法。

(4) 操作要点：肿胀麻醉的应用有利于组织的分离，将鼻侧黏膜瓣与口侧黏膜瓣上下两瓣缝合、固定在一起。患者的体位为垫背仰头，暴露口腔。

(5) 注意事项：分离组织，锐钝结合，保护腭瓣完整不破碎。

(6) 操作步骤：见图 3-1-9。

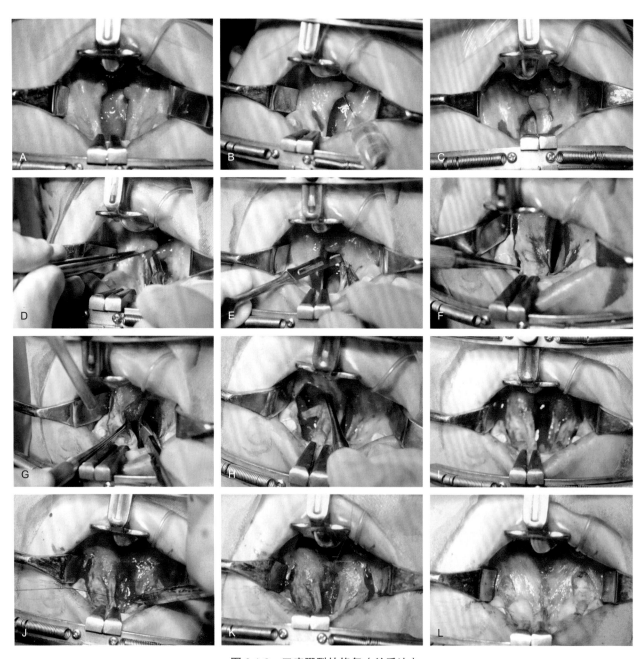

图 3-1-9　三度腭裂的修复（兰氏法）

A. 三度腭裂 | B. 肿胀麻醉 | C. 充盈组织 | D. 切开裂缘 | E. 切开另侧裂缘 | F. 分离松弛切口 | G. 分离松解 | H. 松解蒂点 | I. 分离到位 | J. 反缝深层 | K. 缝合肌层 | L. 缝合浅层

【病例 3】

(1) 病史介绍：男童，3 岁半。全腭裂。

(2) 临床表现：软、硬腭裂，腭瓣窄，腭弓高。

(3) 手术方法：二瓣法 + 小瓣旋转修复门齿侧创面。

(4) 操作要点：腭瓣短小，不够长。可以附加切口，形成三角瓣的小瓣，旋转后延长了腭瓣，用以修复门齿侧创面。

(5) 注意事项：制作小瓣时注意切口勿超过腭瓣的中线，同时兼顾腭瓣及小瓣的血供。

(6) 操作步骤：见图 3-1-10。

【病例 4】

(1) 病史介绍：男童，4 岁 2 个月。全腭裂。

(2) 临床表现：软、硬腭裂。

(3) 手术方法：二瓣法。

(4) 操作要点：两侧腭瓣大小不一，腭弓较高，若近门齿的创面修复用材不足，可以将两瓣错位缝合，灵活运用。

(5) 注意事项：弓高的腭瓣黏骨膜瓣较薄，容易破损，可多注射肿胀液体以便于分离。

(6) 操作步骤：见图 3-1-11。

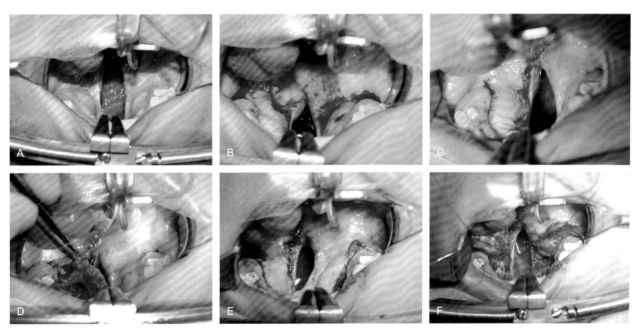

图 3-1-10　三度腭裂的修复（二瓣法 + 小瓣旋转修复）
A. 三度腭裂 | B. 肿胀麻醉 | C. 切开一侧 | D. 分离血管束 | E. 切开对侧 | F. 掀起腭瓣，分离鼻侧

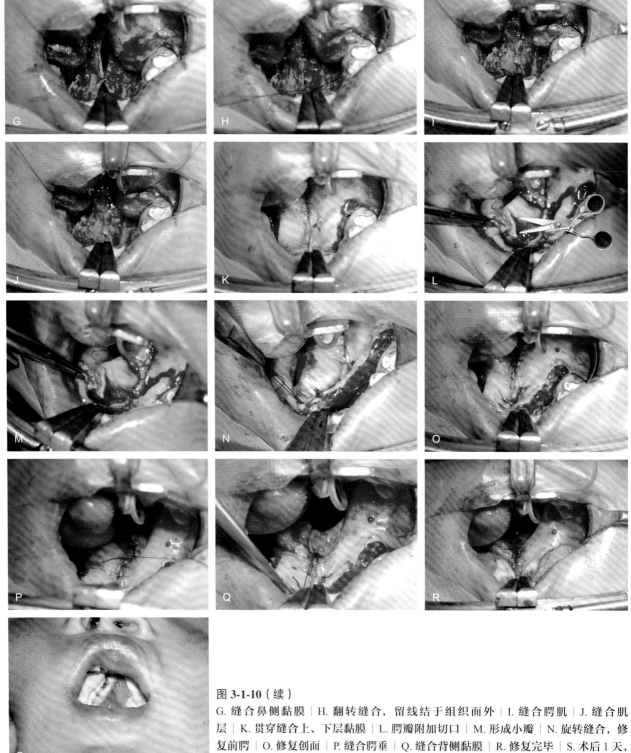

图 3-1-10（续）
G. 缝合鼻侧黏膜 | H. 翻转缝合，留线结于组织面外 | I. 缝合腭肌 | J. 缝合肌层 | K. 贯穿缝合上、下层黏膜 | L. 腭瓣附加切口 | M. 形成小瓣 | N. 旋转缝合，修复前腭 | O. 修复创面 | P. 缝合腭垂 | Q. 缝合背侧黏膜 | R. 修复完毕 | S. 术后 1 天，修复良好

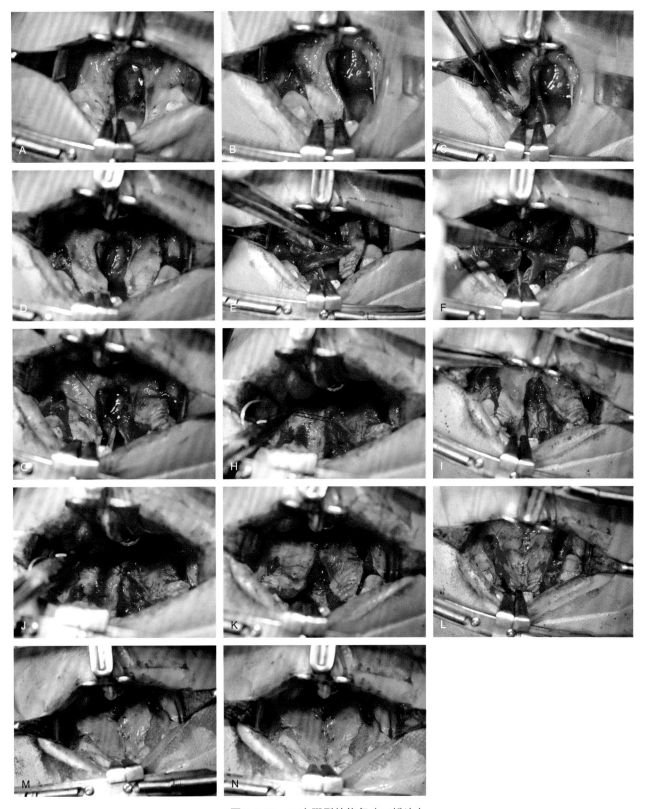

图 3-1-11　三度腭裂的修复（二瓣法）

A. 肿胀麻醉｜B. 切开一侧｜C. 分离腭瓣｜D. 切开对侧｜E. 分离血管束｜F. 松解蒂部｜G. 缝合鼻侧黏膜｜H. 缝合中层（肌层）｜I. 缝合腭肌｜J. 重建腭垂｜K. 将上下腭瓣、黏膜瓣缝合在一起｜L. 缝合腭瓣｜M. 填塞油纱条｜N. 术毕检查

【病例 5 】

（1）病史介绍：女童，5 岁半。全腭裂。

（2）临床表现：软、硬腭裂。

（3）手术方法：单侧腭瓣法。

（4）操作要点：松弛一侧腭瓣，充分松解，将一侧腭黏骨膜瓣充分游离，然后常规操作。

（5）注意事项：采用一侧腭瓣修复，应视腭裂宽度而定，以无张力缝合为原则。

（6）操作步骤：见图 3-1-12。

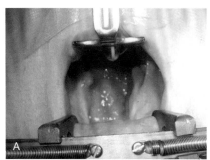
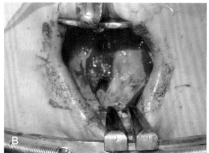
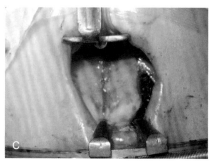
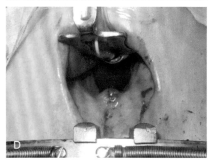

图 3-1-12 三度腭裂的修复（单侧腭瓣法）
A. 三度腭裂 | B. 松解一侧腭瓣，逐层缝合 | C. 缝合黏膜 | D. 重建腭垂

第二节·**双侧腭裂的修复**

一、双侧腭裂（不全腭裂）

【病例】

（1）病史介绍：女童，17 个月。双侧不全腭裂。

（2）临床表现：双侧大部软、硬腭裂，犁骨发育不良。

（3）手术方法：二瓣法。

（4）操作要点：①切开、分离两侧黏骨膜瓣。②分离、旋转部分腭肌，形成环状腭弓，有利于腭瓣后退、闭合腭咽。

（5）注意事项：①视软腭肌层发育情况，不宜过度分离肌层，注意血管的走行、方向及其血供半径。②两侧腭黏骨膜瓣松解充分，操作轻巧、仔细，三层缝合。

（6）操作步骤：见图 3-2-1。

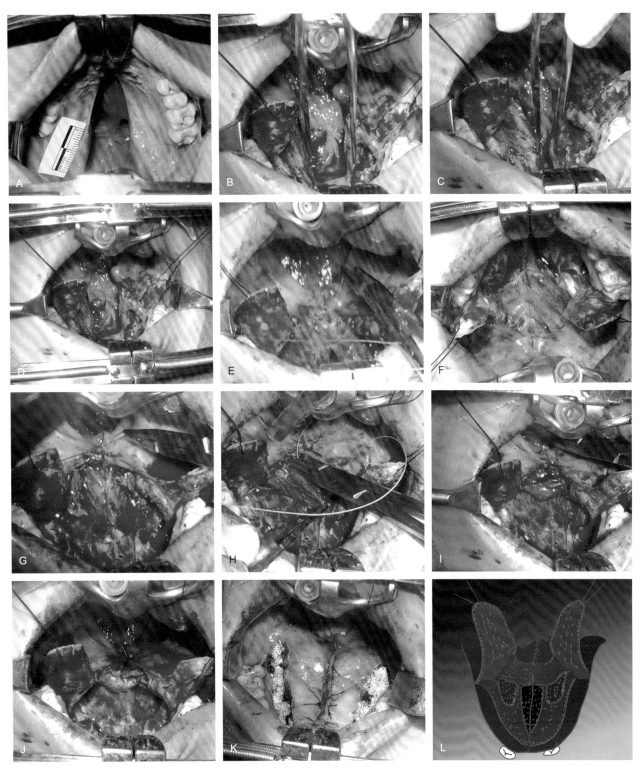

图 3-2-1　双侧不全腭裂的修复（二瓣法）

A. 双侧不全腭裂 ┃ B. 按前述方法分离各肌层 ┃ C. 测试张力 ┃ D. 显露腭瓣血管束 ┃ E. 缝合鼻侧黏膜 ┃ F. 缝合中层：肌层 ┃ G. 缝合舌侧黏膜层 ┃ H. 缝合双侧腭瓣张肌 ┃ I. 加强缝合 ┃ J. 重建腭环 ┃ K. 术毕，双侧填塞油纱条 ┃ L. 分离、旋转腭肌示意图

二、双侧腭全裂（软、硬腭裂）

【病例1】

(1) 病史介绍：男童，2岁。双侧完全腭裂。

(2) 临床表现：双侧软硬腭裂。

(3) 手术方法：二瓣法 + 任意腭瓣修复。

(4) 操作要点：当修复材料不足时，可利用腭瓣附加切口，旋转用于修复前腭部创面。

(5) 注意事项：腭小瓣切口不宜超过腭瓣中线，以免腭小瓣坏死。

(6) 操作步骤：见图 3-2-2。

【病例2】

(1) 病史介绍：男童，2岁半。双侧完全腭裂。

(2) 临床表现：双侧软、硬腭全裂，前颌前突。

(3) 手术方法：二瓣法 + 犁骨膜瓣 + 唇黏膜瓣。

(4) 操作要点：①切开、分离犁骨黏骨膜瓣和双侧软、硬腭瓣。②分别缝合鼻侧黏膜与犁骨黏膜，缝合肌层及舌侧黏膜，封闭软、硬腭裂隙。③切开前颌部黏膜，翻转做衬里，舌形切取唇侧黏膜，旋转覆盖，修复前颌部创面。

(5) 注意事项：当修复材料不够时，前颌部裂隙可以二期手术。

(6) 操作步骤：见图 3-2-3。

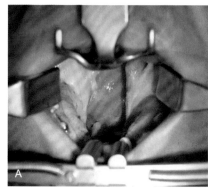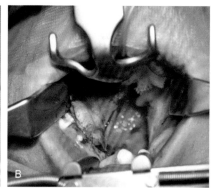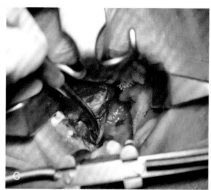

图 3-2-2　双侧完全腭裂的修复（二瓣法 + 局部旋转瓣）

A. 双侧完全腭裂 ｜ B. 切开一侧 ｜ C. 分离鼻侧

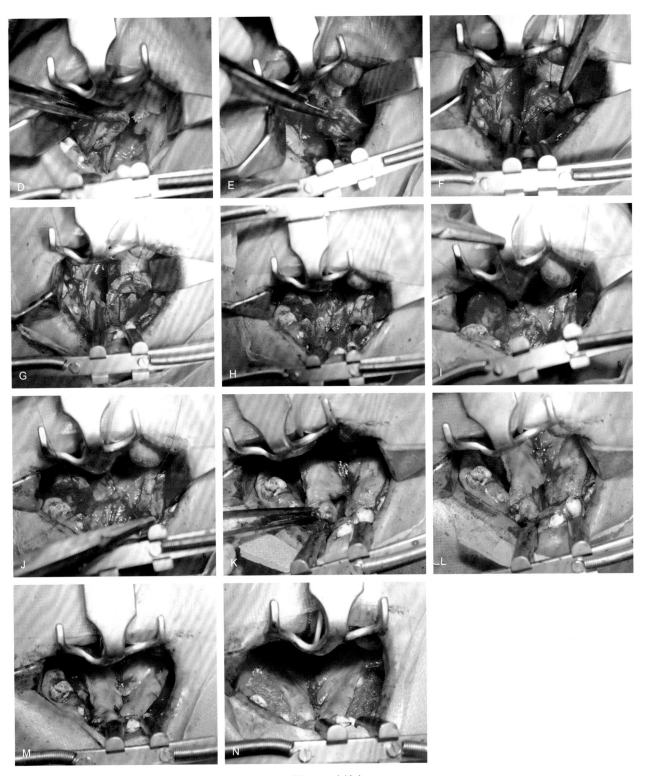

图 3-2-2（续）

D. 暴露血管 ｜ E. 分离对侧 ｜ F. 缝合鼻侧腭黏膜与犁骨黏膜 ｜ G. 缝合双侧犁骨瓣 ｜ H. 缝合腭瓣肌层 ｜ I. 缝合软腭黏膜 ｜ J. 缝合腭肌，形成腭咽环，后退腭瓣 ｜ K. 附加切口，制作腭小瓣 ｜ L. 转移角瓣，修复前腭创面 ｜ M. 缝合腭瓣黏膜 ｜ N. 术毕，填塞油纱条

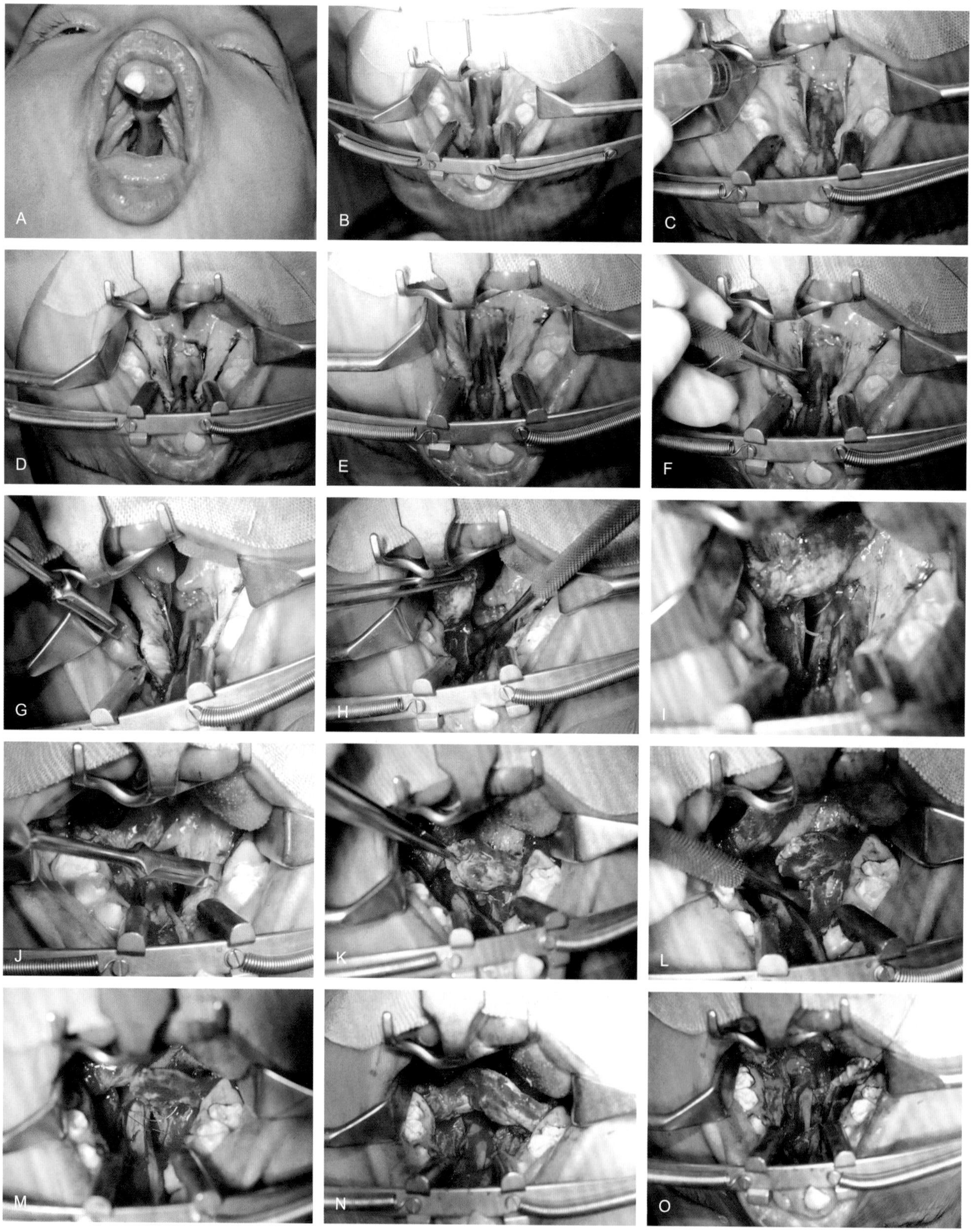

图 3-2-3　双侧完全腭裂的修复（二瓣法 + 犁骨膜瓣 + 唇黏膜瓣）

A. 双侧软、硬腭全裂｜B. 插管麻醉，牵开器固定｜C. 局部肿胀麻醉｜D. 设计切口｜E. 切开犁骨黏膜｜F. 分离黏膜｜G. 切开软、硬腭瓣｜H. 分离鼻侧黏膜｜I. 缝合鼻侧黏膜｜J. 切开对侧软、硬腭瓣｜K. 分离、掀起腭瓣｜L. 分离鼻侧黏膜｜M. 缝合鼻侧黏膜｜N.逐一缝合｜O.暴露犁骨

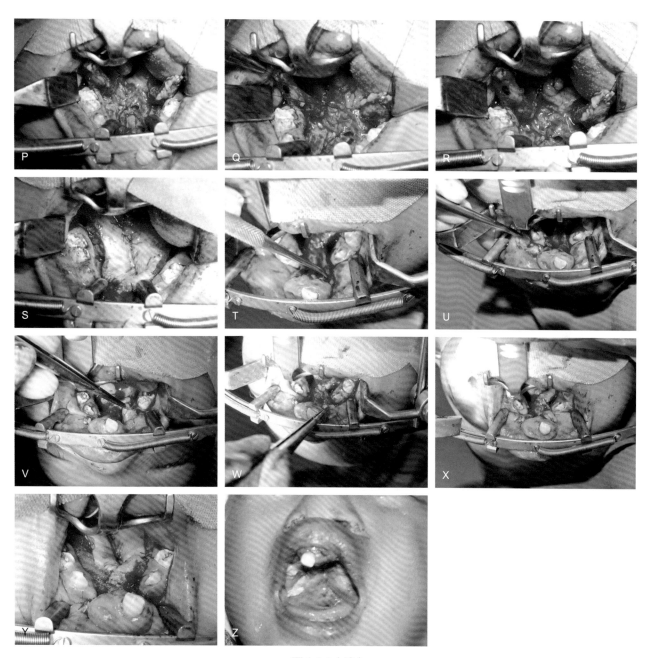

图 3-2-3（续）

P. 缝合两侧软腭黏膜 ｜ Q. 缝合肌层 ｜ R. 缝合腭垂及两侧肌层 ｜ S. 缝合舌侧黏膜 ｜ T. 切开、分离前颌黏膜 ｜ U. 分离黏膜 ｜ V. 翻转黏膜 ｜ W. 缝合固定 ｜ X. 切取唇侧黏膜瓣，旋转覆盖修复 ｜ Y. 术毕，填塞油纱条 ｜ Z. 术后次日愈合情况

第三节 · **牙槽骨裂的修复**

【病例 1】

(1) 病史介绍：男童，10 岁。牙槽骨（突）裂。

(2) 临床表现：于左侧切牙处，牙槽骨裂。

(3) 手术方法：髂骨移植，翻转黏骨膜瓣＋局部黏膜瓣。

(4) 操作要点：①切开牙龈，暴露裂隙至根部，沿牙槽骨面剥离裂隙牙龈。②切取髂嵴处髂骨骨松质颗粒，量约 5 ml。③植入骨松质颗粒，局部转移黏膜瓣，覆盖修复裂隙。

(5) 注意事项：黏膜囊袋制作勿漏，骨质紧压裂隙，黏膜严密包裹骨质，勿外露。

(6) 操作步骤：见图 3-3-1。

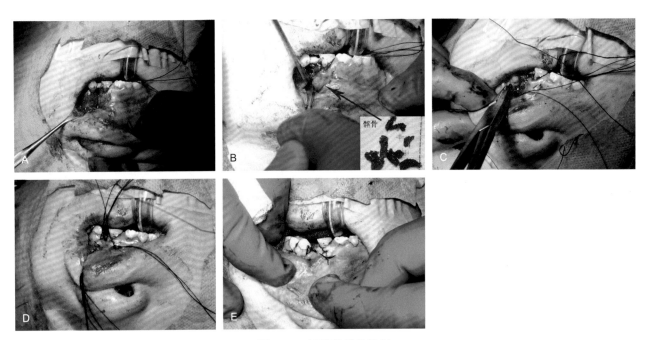

图 3-3-1　牙槽骨裂的修复

A. 剥离牙龈，暴露牙槽骨裂隙 ｜ B. 自体髂骨移植 ｜ C. 将骨松质颗粒填实腔隙 ｜ D. 局部黏膜瓣转移覆盖裂隙 ｜ E. 剪线，术毕

【病例 2】

(1) 病史介绍：男童，9 岁。牙槽骨（突）裂。

(2) 临床表现：于侧切牙处，牙槽骨裂。

(3) 手术方法：翻转黏骨膜瓣＋局部黏膜瓣。

(4) 操作要点：①裂缘做切口，至前侧沿龈缘设计，后侧可延长以满足翻转做衬里的需要。左右侧可视需要，以严密包埋植骨体为原则。②于髂嵴处，切开皮肤至骨膜，用小骨匙挖取髂骨骨松质颗粒，量 3~10 ml。③将骨松质颗粒植入制备后的黏膜囊袋，压实。局部转移黏膜瓣，覆盖、包埋植骨颗粒。

(5) 注意事项：制作囊袋勿漏，包裹骨质宜严密、紧贴，骨质勿外露。

(6) 操作步骤：见图 3-3-2。

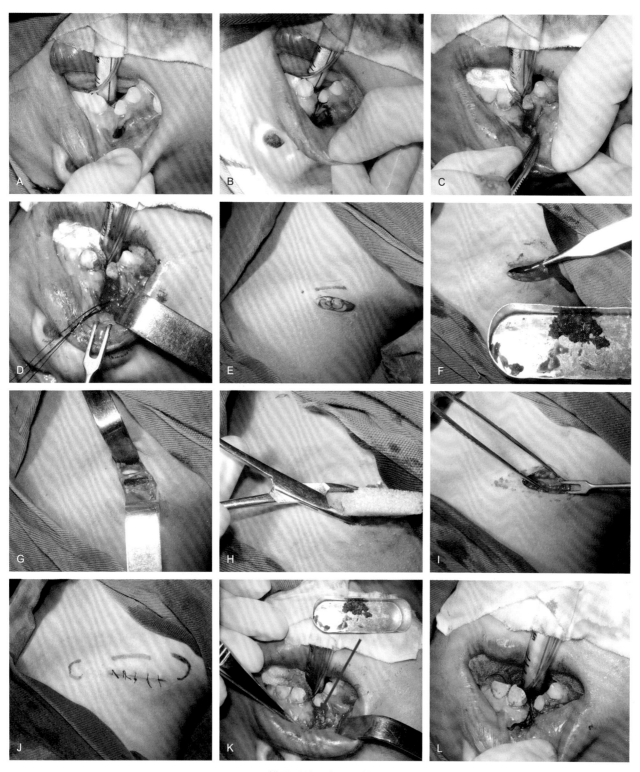

图 3-3-2 牙槽骨裂的修复（翻转黏骨膜瓣法）

A. 牙槽骨裂 | B. 环形切口 | C. 切开、分离黏骨膜 | D. 翻转缝合做底 | E. 切开髂嵴处皮肤 | F. 挖取骨松质 | G. 检查创面 | H. 填塞明胶海绵 | I. 缝合骨膜 | J. 缝合皮肤，或留引流管 | K. 移植骨松质 | L. 缝合黏膜，包埋移植骨粒

【病例 3】

（1）病史介绍：男性，17 岁。牙槽骨（突）裂。

（2）临床表现：于侧切牙处，牙槽骨裂。

（3）手术方法：翻转黏骨膜瓣 + 局部黏膜瓣。

（4）操作要点：①裂缘做切口，至前侧沿龈缘设计，后侧可延长以满足翻转做衬里的需要。左右侧可视需要，灵活机动，以严密包埋植骨体为原则。②于髂嵴处切开皮肤至骨膜，用小骨匙挖取髂骨骨松质颗粒，量 3~10 ml。③将骨松质颗粒植入制备后的黏膜囊袋，局部转移黏膜瓣，覆盖、包埋植骨颗粒。

（5）注意事项：制作囊袋勿漏，包裹骨质宜严密、紧贴，骨质勿外露。

（6）操作步骤：见图 3-3-3。

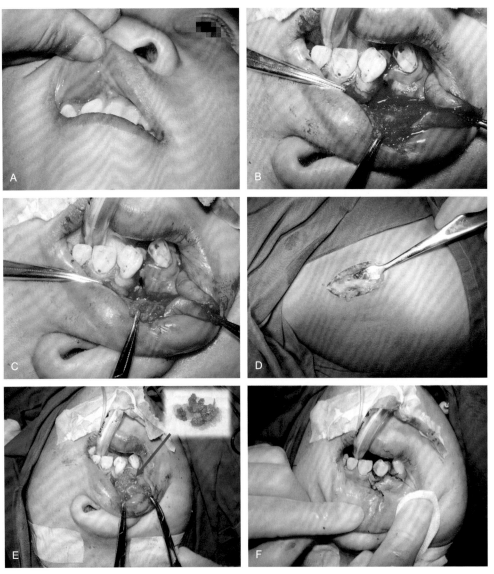

图 3-3-3　牙槽骨裂的修复（翻转黏骨膜瓣 + 局部黏膜瓣）

A. 牙槽骨裂 ｜ B. 分离暴露 ｜ C. 缝合囊底 ｜ D. 切取髂骨 ｜ E. 移植骨松质 ｜ F. 包裹缝合

【病例 4】

(1) 病史介绍：女童，9 岁。牙槽骨（突）裂。

(2) 临床表现：于左侧切牙处，牙槽骨裂，凹陷畸形。

(3) 手术方法：髂骨移植 + 黏骨膜瓣 + 局部黏膜瓣。

(4) 操作要点：①分离裂隙。②制作囊袋。③髂骨移植。

(5) 注意事项：①分离裂隙直至骨面。②切取骨松质的量尽可能多。

(6) 操作步骤：见图 3-3-4。

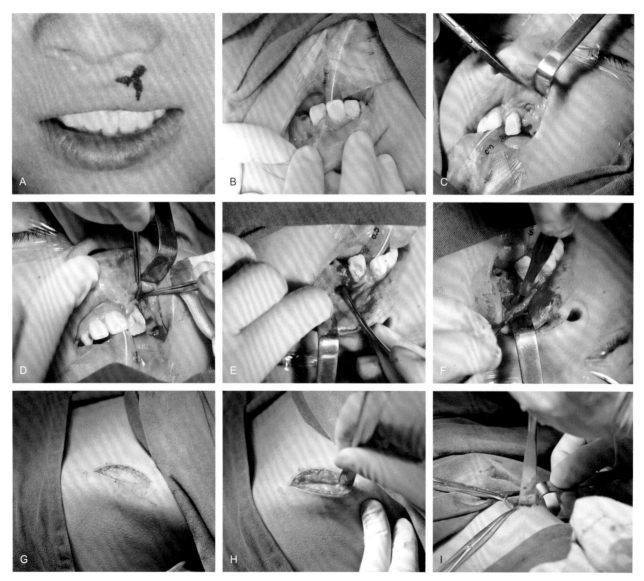

图 3-3-4　牙槽骨（突）裂的修复（髂骨移植 + 黏骨膜瓣 + 局部黏膜瓣修复）

A. 唇裂术后 | B. 牙槽嵴裂 | C. 切开裂口边缘黏膜 | D. 分离裂隙 | E. 剥离骨面 | F. 暴露腔隙 | G. 切开髂前上棘皮肤 | H. 切开骨膜 | I. 骨凿切开骨皮质

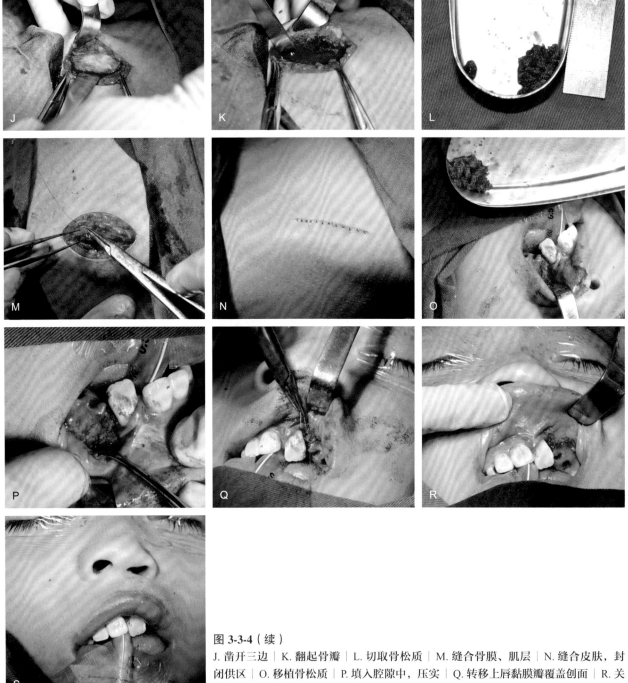

图 3-3-4（续）

J. 凿开三边 | K. 翻起骨瓣 | L. 切取骨松质 | M. 缝合骨膜、肌层 | N. 缝合皮肤，封闭供区 | O. 移植骨松质 | P. 填入腔隙中，压实 | Q. 转移上唇黏膜瓣覆盖创面 | R. 关闭缝合 | S. 术毕

第四节 · **咽成形术（咽后壁黏肌瓣法）**

【病例】

（1）病史介绍：男童，4岁。完全腭裂。

（2）临床表现：软、硬腭裂，裂宽较大。

（3）手术方法：侧壁黏肌瓣法。

（4）操作要点：①制作黏膜肌瓣。②旋转舌形瓣，缩小鼻咽腔。

（5）注意事项：于咽后壁横嵴处做横切口，两侧分别制作黏膜肌瓣，其蒂在上方，两个黏膜肌瓣分别嵌于横切口，形成横嵴，缩小鼻咽腔。

（6）操作步骤：见图3-4-1。

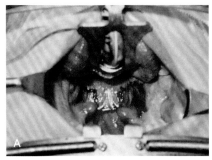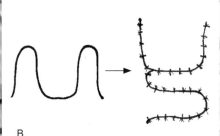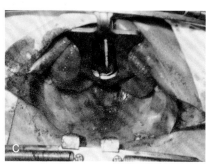

图 3-4-1 咽成形术（咽后壁黏肌瓣法）
A. 设计切口 | B. 手术示意图 | C. 术毕，咽腔缩小

第五节 · **腭裂修复术后并发症的修复**

本节内容主要介绍腭瘘的修复，主要包括腭前部瘘、腭中部瘘及腭后部瘘的修复，以及腭裂术后复裂的修复。修复的方法有植皮、转瓣和腭瓣重新分离、松解后修复等。

一、腭瘘的修复

（一）腭前部瘘

【病例1】

（1）病史介绍：男性，20岁。腭前部瘘。

（2）临床表现：腭前部大片腭瓣退缩、缺损。

（3）手术方法：黏骨膜瓣翻转＋植皮。

（4）操作要点：①腭瓣中层剖开，翻转作为衬里。②另取中厚皮片，游离移植。

（5）注意事项：分离黏膜瓣时厚薄要均匀，切勿穿透。

（6）操作步骤：见图3-5-1。

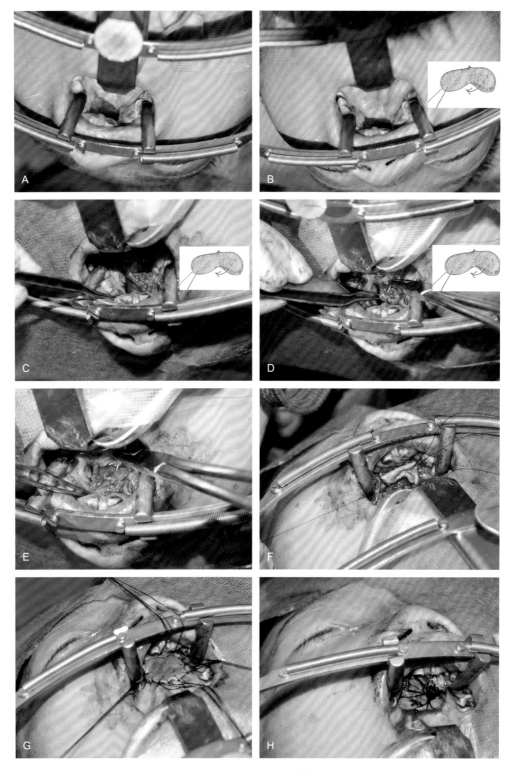

图 3-5-1 腭前部瘘的修复（黏骨膜瓣翻转＋植皮）

A. 腭前部缺损 ｜ B. 手术设计 ｜ C. 断层切开 ｜ D. 翻转瓣膜 ｜ E. 缝合黏膜 ｜ F. 移植皮片 ｜ G. 缝合皮片 ｜ H. 打包固定

【病例 2】

（1）病史介绍：男性，15 岁。腭前部瘘。

（2）临床表现：腭前部瘘。

（3）手术方法：黏骨膜瓣旋转、移位修复。

（4）操作要点：①切除裂缘表面。②松弛切口，分离黏骨膜瓣。③旋转黏骨膜瓣，分层缝合，封闭瘘孔。

（5）注意事项：分离黏骨膜瓣时，较为坚硬，可用剥离子，边分离边旋转，动作需仔细轻巧，切勿撕裂、破碎。

（6）操作步骤：见图 3-5-2。

（二）腭前、中部瘘

【病例 1】

（1）病史介绍：男童，6 岁 9 个月。腭前、腭中部瘘。

（2）临床表现：腭前部瘘和腭中部瘘。

（3）手术方法：黏骨膜瓣移位、旋转修复。

（4）操作要点：①切除裂缘表面。②松弛切口，分离黏骨膜瓣。③旋转黏骨膜瓣，分层缝合，封闭瘘孔。

（5）注意事项：腭中部裂缘较薄，可以平行斜切，以增加接触面。腭前部分离黏骨膜瓣，旋转后修复瘘孔。

（6）操作步骤：见图 3-5-3。

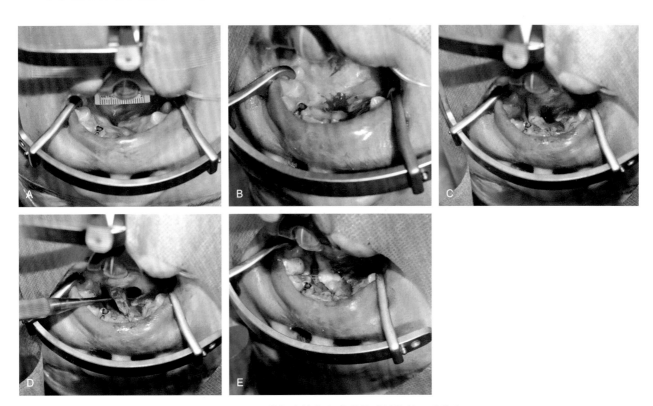

图 3-5-2　腭前部瘘的修复（黏骨膜瓣旋转、移位）

A. 腭前部瘘 | B. 切除裂缘 | C. 松弛切开 | D. 分离黏骨膜瓣 | E. 旋转缝合，术毕

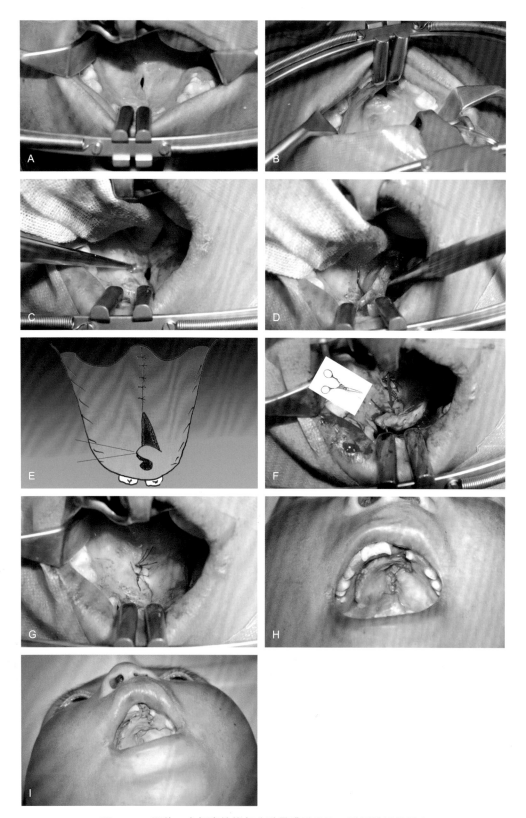

图 3-5-3　腭前、中部瘘的修复（黏骨膜瓣移位 + 黏骨膜瓣旋转）
A. 软、硬腭交界瘘｜B. 腭前部瘘｜C. 切除裂缘｜D. 分离一侧瓣膜｜E. 瓣膜设计｜F. 旋转瓣膜｜G. 缝合前腭｜H. 术后 1 天｜I. 愈合良好

【病例 2】

（1）病史介绍：男童，4 岁 4 个月。腭中部瘘。

（2）临床表现：硬软腭交界瘘。

（3）手术方法：分离一侧腭瓣，滑行修复。

（4）操作要点：①切除裂缘表面。②松弛切口，分离黏骨膜瓣。③旋转黏骨膜瓣，全层缝合，封闭瘘孔。

（5）注意事项：如果缝合张力较大，可以做两侧减张切口。

（6）操作步骤：见图 3-5-4。

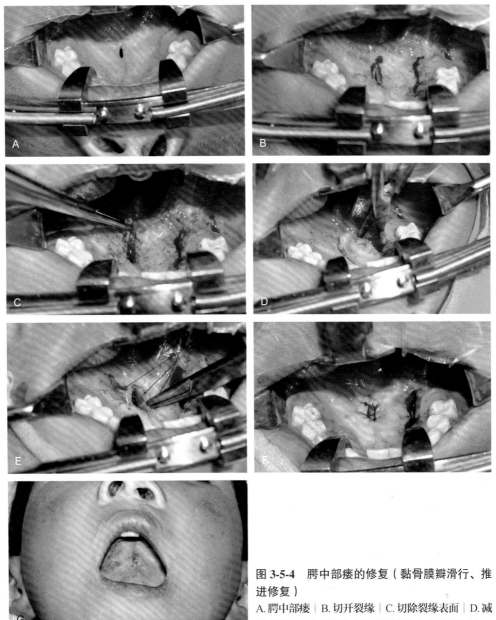

图 3-5-4　腭中部瘘的修复（黏骨膜瓣滑行、推进修复）
A. 腭中部瘘 | B. 切开裂缘 | C. 切除裂缘表面 | D. 减张分离 | E. 全层缝合 | F. 封闭瘘孔 | G. 术后 1 天

【病例3】

（1）病史介绍：男性，9岁。腭中部瘘。

（2）临床表现：腭中部瘘。

（3）手术方法：黏骨膜瓣移位。

（4）操作要点：①切除裂缘表面。②松弛切口，分离黏骨膜瓣。③分层缝合。

（5）注意事项：腭中部裂缘层较薄，可以平行斜切以增加接触面。在腭前部分离黏骨膜瓣，旋转后修复瘘孔。

（6）操作步骤：见图3-5-5。

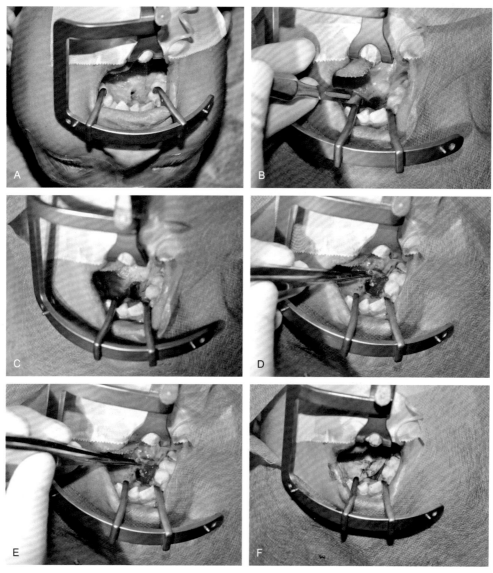

图 3-5-5　腭中部瘘的修复（黏骨膜瓣移位）

A. 腭中部瘘　B. 切除裂缘表面　C. 形成创面　D. 掀起瓣膜　E. 旋转瓣膜　F. 封闭瘘孔

二、腭复裂的修复

（一）腭前、中部复裂

【病例】

(1) 病史介绍：男童，7 岁半。腭前、中部复裂。

(2) 临床表现：腭前部和腭中部裂开。

(3) 手术方法：二瓣法。

(4) 操作要点：①切除裂缘表面。②松弛切口，分离黏骨膜瓣。③旋转黏骨膜瓣，分层缝合，封闭裂隙。

(5) 注意事项：由于瘢痕严重，二次手术较难分离，可用肿胀麻醉，有助于分离。

(6) 操作步骤：见图 3-5-6。

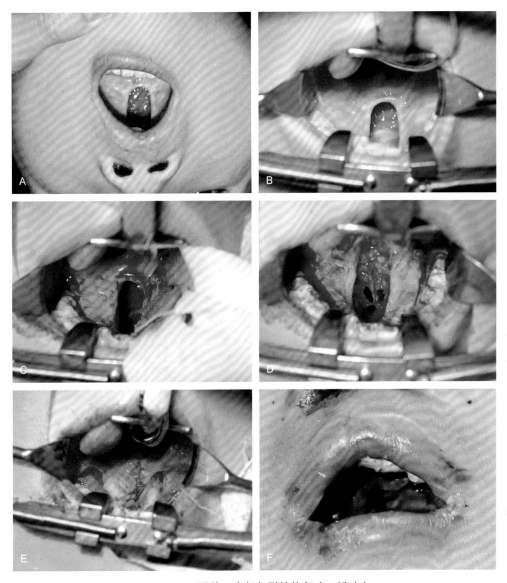

图 3-5-6 腭前、中部复裂的修复（二瓣法）

A. 腭前、中部裂 | B. 裂隙较宽 | C. 分离双侧腭瓣 | D. 缝合鼻侧 | E. 缝合肌层及黏膜 | F. 术后 1 天，愈合良好

（二）腭中、后部复裂

【病例】

（1）病史介绍：男童，6 岁。腭中、后部复裂。

（2）临床表现：腭中、后部裂开。

（3）手术方法：同二瓣法。

（4）操作要点：①切除裂缘表面。②松弛切口，分离黏骨膜瓣。③分三层缝合，封闭裂隙。

（5）注意事项：腭中、后部复裂视作腭裂一期处理与手术设计。

（6）操作步骤：见图 3-5-7。

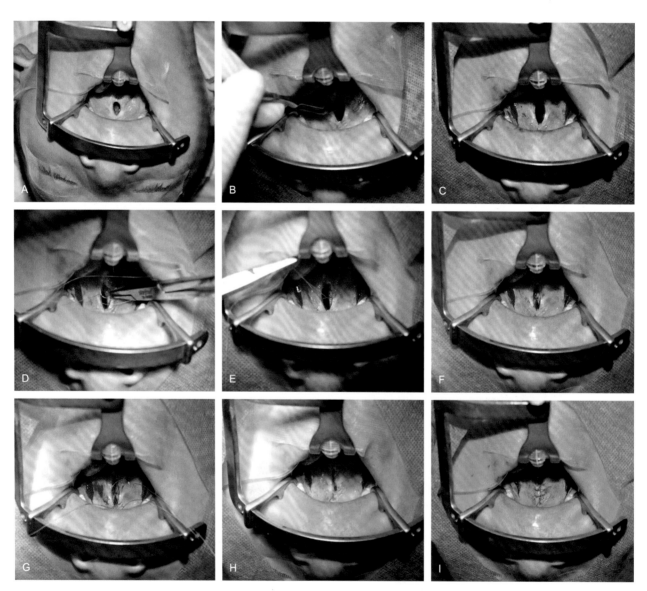

图 3-5-7 腭中、后部复裂的修复（二瓣法修复）

A. 腭中、后部复裂 | B. 切开裂缘表面 | C. 切开、分离两侧，松弛切口 | D. 缝合第一层：鼻侧黏膜 | E. 提线，线结留在鼻侧 | F. 打结、剪线 | G. 缝合第二层：肌层 | H. 打结、剪线 | I. 缝合第三层：舌侧黏肌膜，术毕

下篇

面部畸形

第四章
先天性面部其他畸形的修复

本章主要介绍先天性面部其他畸形（包括眼、鼻、口唇部、耳畸形）的修复，以及导致面部继发畸形的肌源性斜颈的整形案例。常用术式为矩形瓣、三角瓣、Z字成形术、V-Y成形术、双蒂轮匝肌皮瓣转移修复术等，及特殊的点状切口胸锁乳突肌离断术整复肌源性斜颈。

第一节 · **先天性眼部畸形的修复**

一、眼睑裂

【病例1】

(1) 病史介绍：女童，4岁。眼睑下裂畸形。

(2) 临床表现：左眼眼睑向下裂开。

(3) 手术方法：矩形瓣修复术。

(4) 操作要点：①恢复睑缘。②修复下眼轮匝肌。③矩形皮瓣修复创面。

(5) 注意事项：以皮肤松动度大的一侧设计为矩形，2个三角瓣于相对隐蔽处。

(6) 操作步骤：见图4-1-1。

【病例2】

(1) 病史介绍：男童，新生儿1天。先天性左上睑缺损。

(2) 临床表现：左上睑缺损畸形，角膜暴露、溃疡。

(3) 手术方法：睑缘微型下三角瓣修复术。

(4) 操作要点：①于上睑缘设计微型下三角瓣切口。②切开睑缘皮肤、结膜，分离、松解眼轮匝肌。③分别用可吸收线缝合肌层，丝线缝合皮肤，结膜不予缝合。④上、下眼睑裂隙暂时缝合固定，保护角膜。

(5) 注意事项：及早手术，尽快闭合眼睑，保护角膜。

(6) 操作步骤：见图4-1-2。

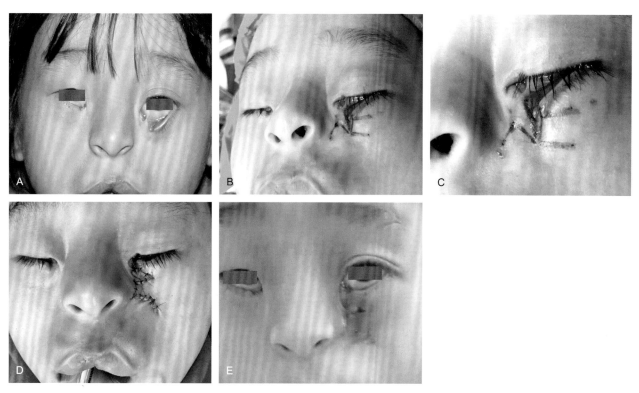

图 4-1-1 眼睑下裂的修复（矩形瓣修复术）
A. 左眼眼睑向下裂开 | B. 睑缘缺损 | C. 设计切口 | D. 切开缝合 | E. 1 周拆线

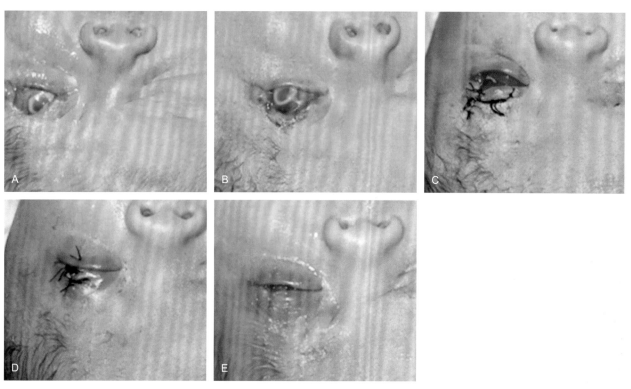

图 4-1-2 先天性左上睑缺损的修复
A. 眼睑缺损 | B. 设计切口 | C. 修复缺损 | D. 缝合眼睑裂隙 | E. 1 周后拆线，眼睑裂隙闭合

二、双侧上、下眼睑裂

【病例】

(1) 病史介绍：女童，5岁。双侧上、下眼睑分裂畸形，唇腭裂畸形修复术后伴左手指短并指畸形。

(2) 临床表现：双侧眼球外露过大，明显外突，用力闭眼时呈兔眼畸形。双侧上、下眼睫毛分裂、中断，下眼睑球脱离，流泪，左眼斜视明显。

(3) 手术方法：双侧上、下眼睑 M-W 瓣成形，裂隙修复术。

(4) 操作要点：精准切开，仔细对合，分三层缝合，根据需要可加减张缝合。

(5) 注意事项：结膜层用 6-0 可吸收线缝合，勿留线结在表面，以免摩擦角膜。

(6) 操作步骤：见图 4-1-3。

三、上睑下垂伴下睑塌陷

【病例】

(1) 病史介绍：男性，23岁。上、下眼睑下垂塌陷。

(2) 临床表现：双侧上眼睑下垂、下眼睑塌陷畸形。无家族史。

(3) 手术方法：双蒂上睑轮匝肌皮瓣转移修复术，修复下睑塌陷畸形，上睑悬吊术。

(4) 操作要点：①分离、切取上睑眼轮匝肌瓣，上提上睑缘。②切开、分离下睑缘，松解、上提下睑缘。③转移上睑眼轮匝肌瓣至下睑，修复下睑创面。

(5) 注意事项：①分离内、外眼角时，近蒂部需稍宽，以保证血管免受损伤。②内、外眼角皮下潜行分离，以容纳肌瓣的蒂部。

(6) 操作步骤：见图 4-1-4。

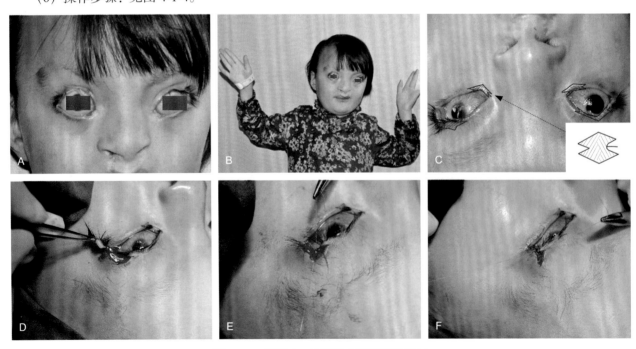

图 4-1-3　双侧上、下眼睑分裂畸形的修复

A. 眼睑分裂畸形｜B. 左手环指和小指缺指、并指畸形｜C. 设计 M-W 瓣切口｜D. 切开眼睑｜E. 用可吸收线缝合结膜，线结在内侧｜F. 缝合肌层

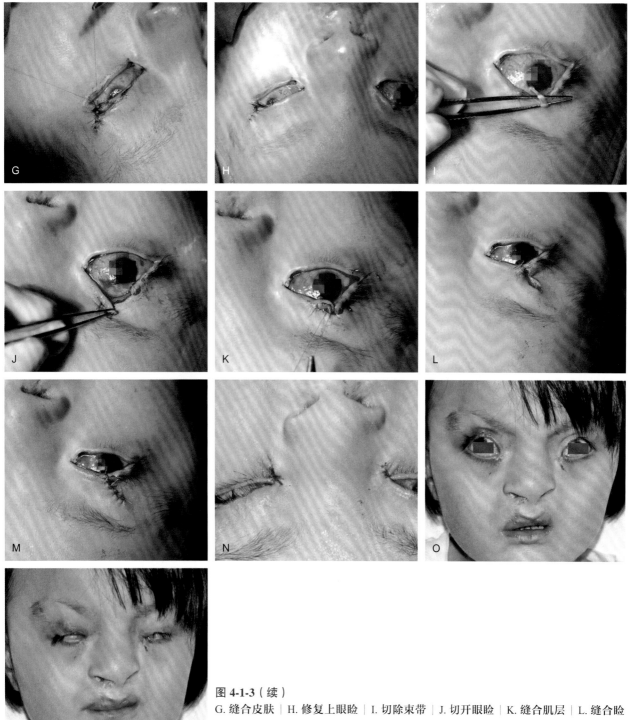

图 4-1-3（续）
G. 缝合皮肤｜H. 修复上眼睑｜I. 切除束带｜J. 切开眼睑｜K. 缝合肌层｜L. 缝合睑缘｜M. 缝合皮肤｜N. 修复睑裂（双侧、上下）｜O. 睁眼时形态（术后 2 周）｜P. 闭眼时形态

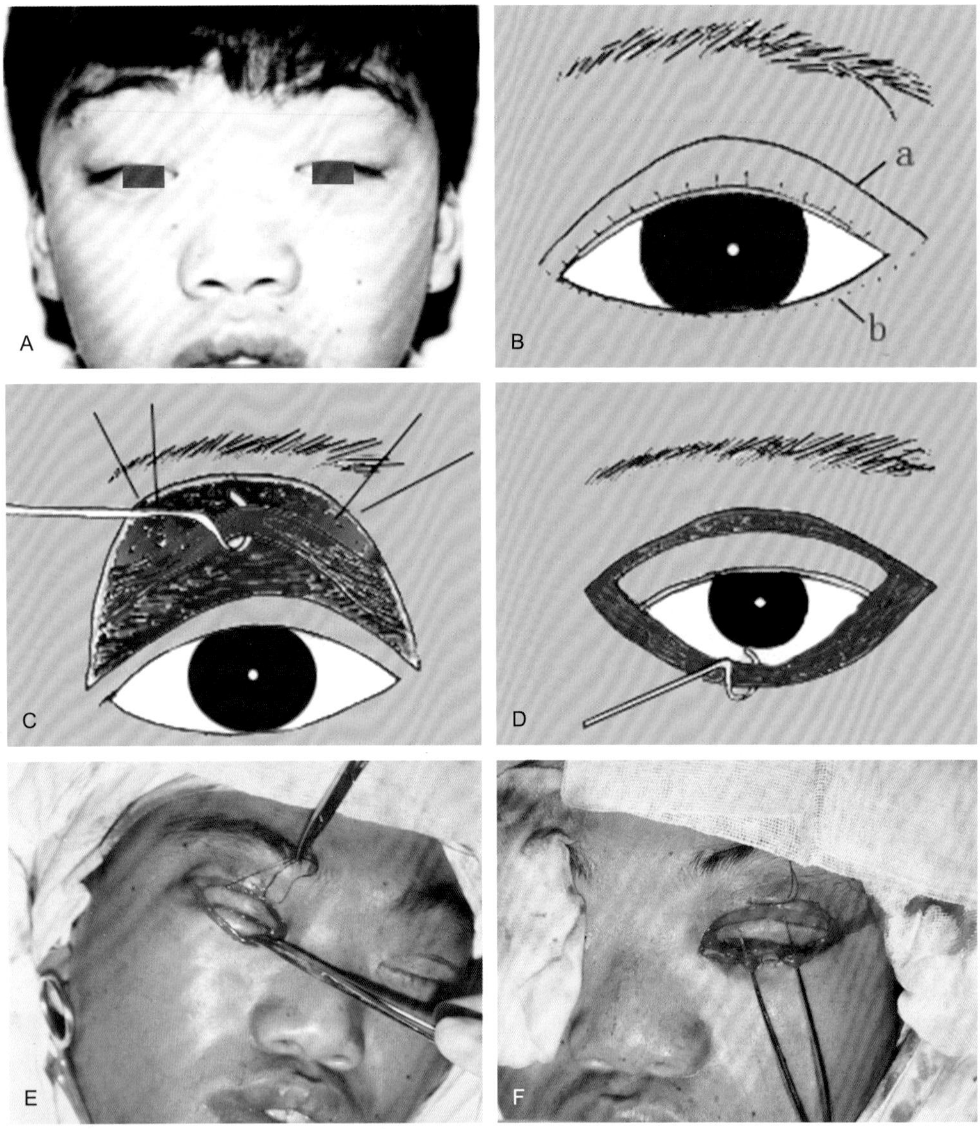

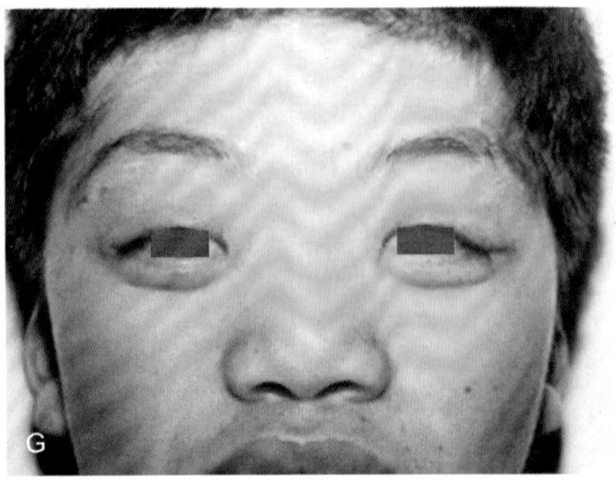

图 4-1-4 先天性上睑下垂伴下睑塌陷的修复
A. 上、下眼睑下垂 | B. a、b 为切口线 | C. 分离
眼轮匝肌瓣 | D. 转移眼轮匝肌瓣 | E. 肌瓣转移至
下睑 | F. 缝合下睑皮肤 | G. 术后 3 个月，恢复良好

第二节 · **先天性鼻部畸形的修复**

一、复鼻畸形

【病例】

(1) 病史介绍：男童，11 个月。复鼻畸形。

(2) 临床表现：右侧重复鼻孔，细小内通，形成三鼻孔。整体鼻形扁宽，鼻尖消失，鼻小柱短。

(3) 手术方法：T 形切口，局部皮瓣旋转术。

(4) 操作要点：①切通二鼻孔皮肤。②缩小鼻孔。③旋转皮瓣，修复创面。

(5) 注意事项：可将 T 形切口改成 V-Y 形切口，灵活处理，达到切口隐蔽、两个孔眼融合为一孔、外形对称的目的。

(6) 操作步骤：见图 4-2-1。

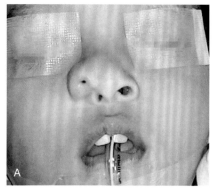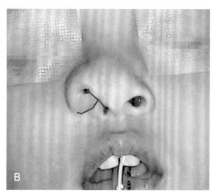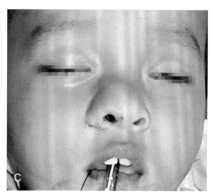

图 4-2-1　复鼻畸形的修复
A. 复鼻畸形 ｜ B. 设计切口 ｜ C. 修复术毕，外形良好

二、鼻中裂畸形

【病例】

(1) 病史介绍：男童，3 岁。鼻部中裂畸形。

(2) 临床表现：鼻背皮肤纵行褶皱。

(3) 手术方法：纵行切口 +V-Y 成形术。

(4) 操作要点：①切除褶皱，封闭创口。②鼻头保留三角瓣，用于改形。

(5) 注意事项：鼻尖部凹陷，可用人工材料、自体组织局部充填，或局部皮瓣修复。

(6) 操作步骤：见图 4-2-2。

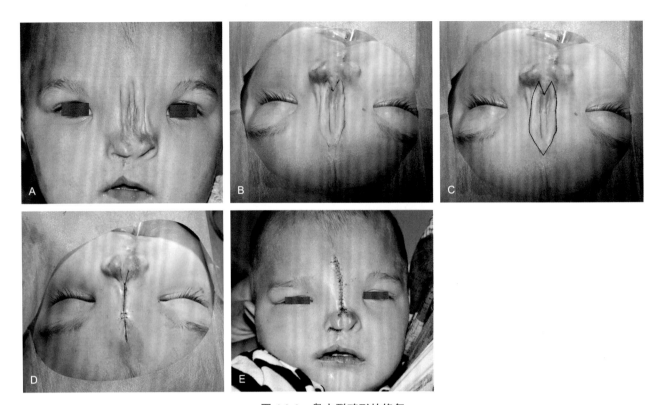

图 4-2-2　鼻中裂畸形的修复
A. 鼻背纵裂 | B. 插管麻醉 | C. 设计切口 | D. 切开缝合 | E. 术后 1 天，鼻形修复良好

第三节・先天性口唇部畸形的修复

一、口角裂开畸形

【病例 1】
(1) 病史介绍：男童，3 岁。右侧口角裂开。
(2) 临床表现：右侧口角裂开。
(3) 手术方法：裂缘 Z 字瓣改形、修复。
(4) 操作要点：①切除裂缘。②缝合肌层，直线缝合。③近口角处 Z 字成形术。
(5) 注意事项：仅采用直线缝合法，局部会凹陷而不美观，联合应用 Z 字成形术，可改变裂线方向，使口角丰满，外形更接近健侧。
(6) 操作步骤：见图 4-3-1。

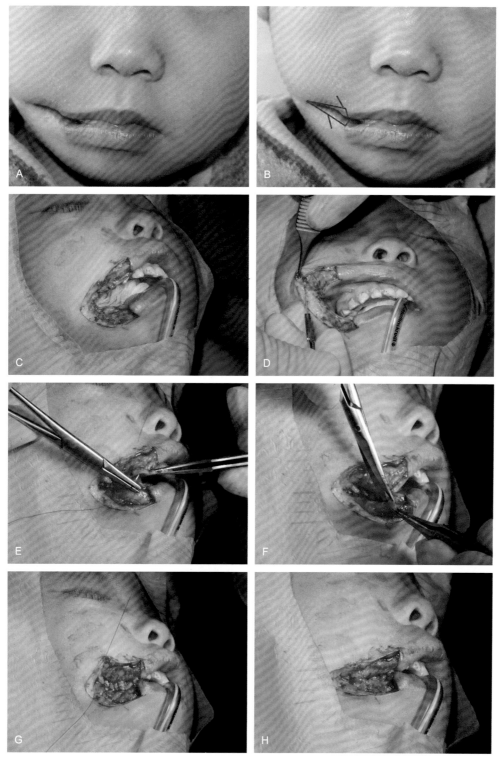

图 4-3-1　口角裂开畸形的修复

A. 右侧口角裂开 | B. 设计切口 | C. 切除裂面 | D. 暴露肌层 | E. 缝合黏膜 | F. 分离肌层 | G、H. 缝合肌层

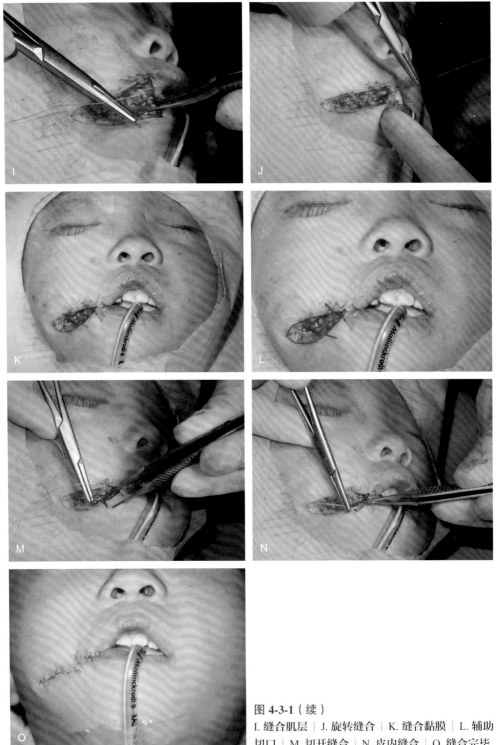

图 4-3-1（续）
I. 缝合肌层 | J. 旋转缝合 | K. 缝合黏膜 | L. 辅助切口 | M. 切开缝合 | N. 皮内缝合 | O. 缝合完毕

【病例 2】

（1）病史介绍：男童，3 岁 7 个月。右侧面横裂畸形。

（2）临床表现：右侧口角裂开畸形。

（3）手术方法：直线缝合术 +Z 字瓣。

（4）操作要点：①切除裂缘，将条形创面的顶端翻转，端 - 端缝合，形成口角。②直线缝合术缝合肌层。③切口 Z 字改形。

（5）注意事项：口角创面的两端设计成半圆形或三角瓣，便于口角的成形。

（6）操作步骤：见图 4-3-2。

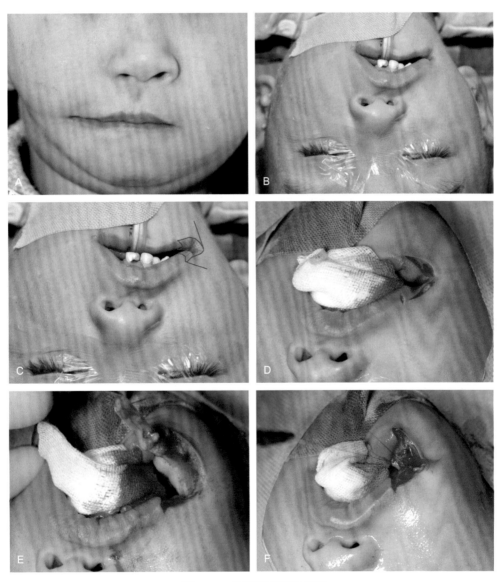

图 4-3-2 面横裂畸形的修复

A. 右侧口角裂畸形 | B. 全麻插管 | C. 设计切口 | D. 切开切线 | E. 切除黏膜 | F. 缝合肌层

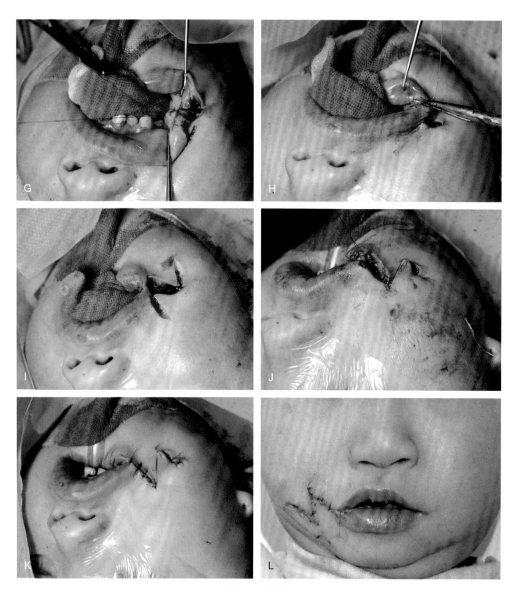

图 4-3-2（续）

G、H. 缝合黏膜 | I. 切开皮肤 | J. 互换三角瓣 | K. 缝合皮肤 | L. 术后 1 天，外形良好

二、双侧口角裂开畸形

【病例】

（1）病史介绍：女童，16 岁。两侧口角裂开（巨口症）。

（2）临床表现：双侧口角裂开。

（3）手术方法：V-V 切口，舌形瓣拱状缝合、修复。

（4）操作要点：①V 形切开裂缘。②切除黏膜面，分离、缝合肌层。③舌形黏膜瓣修复、重建口角。

（5）注意事项：若缩小的口角不大，可直接缝合。如果缩小的口角较大，仅采用直线缝合法，局部会凹陷而不美观，联合采用 Z 字成形术，可改变裂线方向，使口角丰满，外形更佳。

（6）操作步骤：见图 4-3-3。

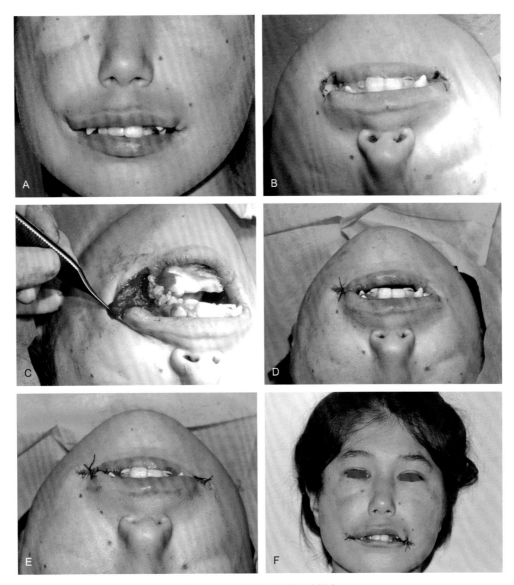

图 4-3-3　双侧口角裂开的修复
A. 双侧口角均裂开 | B. 设计切口 | C. 切开一侧 | D. 分层缝合 | E. 对侧同理操作 | F. 术毕

三、下唇裂畸形

【病例】

(1) 病史介绍：女童，8 岁 7 个月。下唇裂开畸形。

(2) 临床表现：下唇正中裂开畸形。

(3) 手术方法：V-Y 成形术。

(4) 操作要点：在唇红内正中设计 V 形切口，Y 形缝合。丰满充填缺陷。

(5) 注意事项：唇红干区不做切口。

(6) 操作步骤：见图 4-3-4。

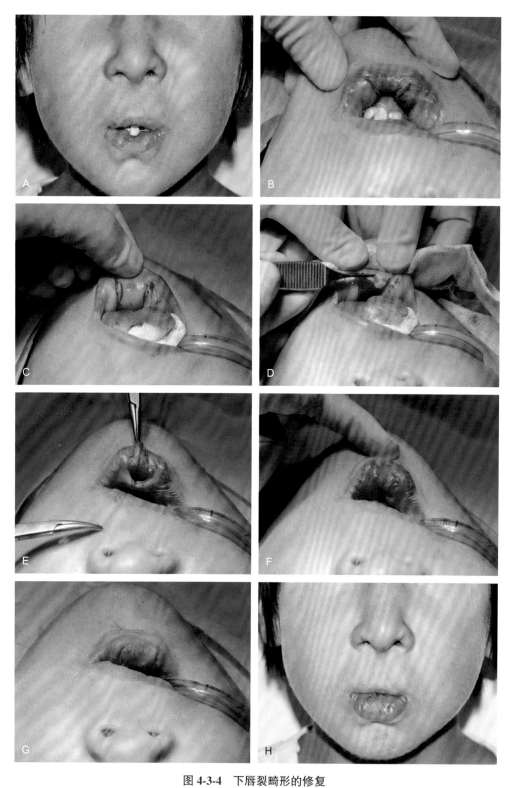

图 4-3-4　下唇裂畸形的修复

A. 下唇裂开｜B. 设计 V 形切口｜C. 切开黏膜｜D. 掀起瓣膜｜E. 缝合肌层黏膜｜F. 推进膜瓣｜G. 完全缝合｜H. 术后 1 天，缺损修复良好

第四节 · **先天性耳部畸形的修复**

【病例】

(1) 病史介绍：男性，21 岁。耳垂纵向裂开。

(2) 临床表现：左耳垂下方纵向裂开，内有软骨。

(3) 手术方法：耳垂下设计横向切口，潜行分离，纵向缝合。

(4) 操作要点：①切口隐蔽。②潜行分离。

(5) 注意事项：切口设计于耳垂下缘，相对较隐蔽，分离时确切、到位，避免皮肤压迹。

(6) 操作步骤：见图 4-4-1。

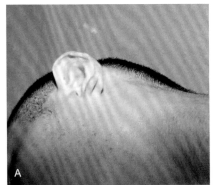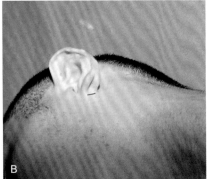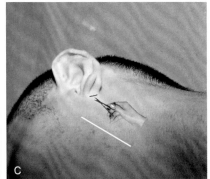
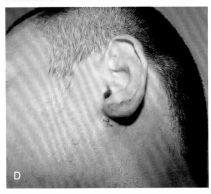

图 4-4-1　耳垂纵向裂开的修复
A. 耳垂分裂 │ B. 设计切口 │ C. 用剪刀潜行分离 │ D. 术后效果

第五节 · **先天性斜颈畸形的修复**

【病例】

(1) 病史介绍：女童，15 岁。先天性斜颈畸形。

(2) 临床表现：左侧胸锁乳突肌挛缩、紧张。颈歪畸形，左右大小脸。

(3) 手术方法：局部麻醉。点状切口，胸锁乳突肌离断术。

(4) 操作要点：于左侧胸锁乳突肌的锁骨头设计 3 mm 的切口。肌腱止点局部肿胀麻醉。切开皮肤，垂直进刀，绷紧肌腱，手持刀柄不动，轻推肌腱，紧张的肌腱接触刀刃会立即断裂、分离，直至完全松解挛缩的整条肌腱。

(5) 注意事项：操作精准、精细、精巧。注意避免损伤血管、神经及胸膜顶部。

(6) 操作步骤：见图4-5-1。

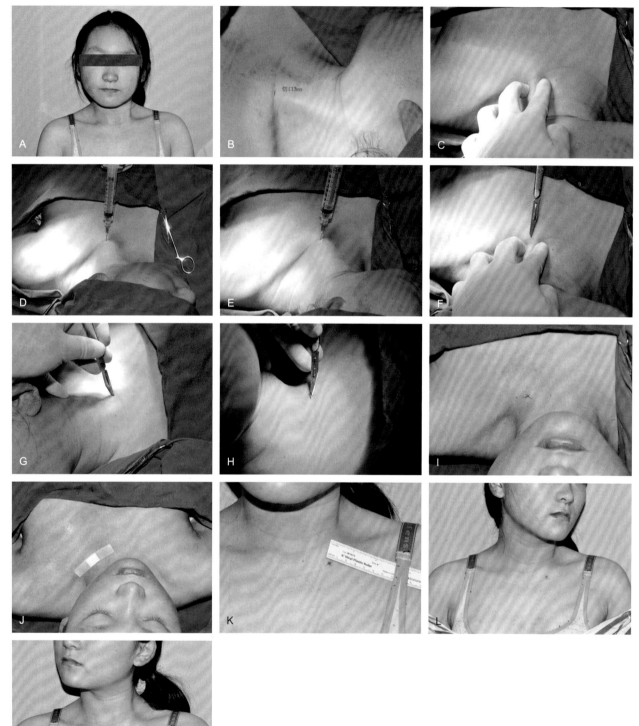

图 4-5-1　斜颈畸形的修复

A.斜颈畸形｜B.设计切口｜C.寻找肌止点｜D.局部麻醉｜E.腱周注射麻醉剂｜F.垂直进刀｜G.绷紧肌腱，转动头颅，肌腱断裂｜H.彻底松解｜I.缝合切口｜J.肤贴覆盖｜K.切口3 mm｜L.左转体位｜M.右转体位，效果良好

第五章
面部获得性畸形的修复

本章的主要内容包括面部及眼、鼻、耳部外伤性和因手术所造成的获得性畸形的修复。常见的病因主要为物理性外伤，含切割伤、碾压伤、撕裂伤、洞穿性损伤及因手术切除肿瘤所造成的各种后遗症。常用的手术修复方法包括：局部皮瓣、岛状皮瓣、螺旋桨皮瓣、复合组织瓣、植皮术、损伤组织再植等。这些后天性畸形和缺损的修复，应当遵循整形外科、显微外科、口腔颌面外科的基本原则、认知理念和操作技巧。本章按眼、鼻、唇、耳及面部其他部位的次序，以病例图解的形式解读各种手术修复方法及其过程。

第一节 · 眼部缺损的修复

一、上睑缺损

【病例】

(1) 病史介绍：男童，15 岁。外伤性左上睑兔眼畸形 2 个月。

(2) 临床表现：左上睑皮肤缺损，瘢痕挛缩后兔眼畸形，面积 5 mm × 8 mm。

(3) 手术方法：瘢痕松解，螺旋桨皮瓣修复，畸形矫正。

(4) 操作要点：①设计螺旋桨皮瓣：以病灶外侧做水平切口，皮瓣长 35 mm、宽 5 mm。近皮瓣内角 5 mm 为旋转蒂点。②切开瘢痕，松解挛缩，矫正兔眼畸形。③掀起皮瓣，以蒂点旋转 180°，修复创面。

(5) 注意事项：蒂部直径应大于 3 mm，保留部分眼轮匝肌于蒂点，以保证其血供。

(6) 操作步骤：见图 5-1-1。

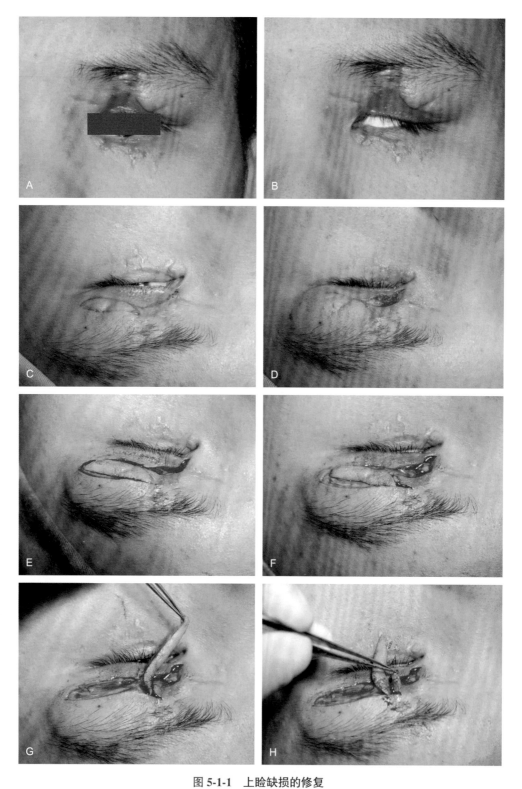

图 5-1-1　上睑缺损的修复

A. 上睑缺损｜B. 兔眼畸形｜C. 设计切口｜D. 切开、松解瘢痕｜E. 按线切开皮肤｜F. 制作皮瓣｜G. 掀起皮瓣｜H. 交换小三角瓣

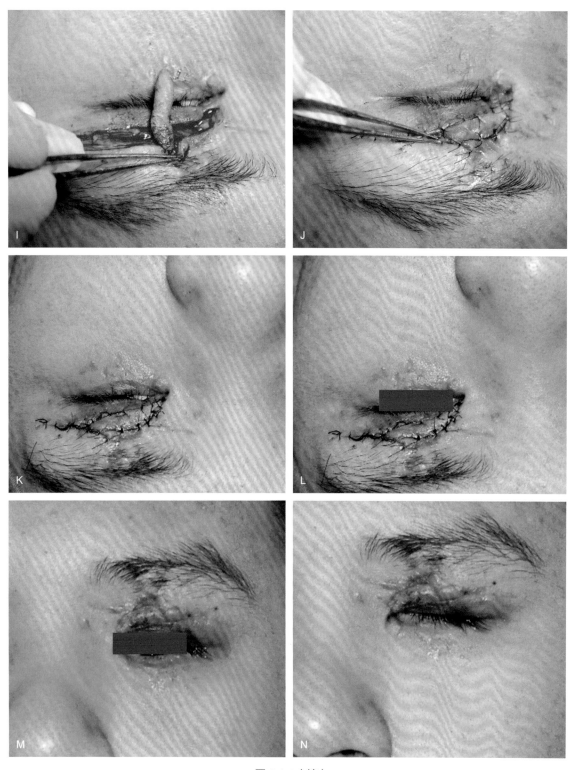

图 5-1-1（续）

I. 旋转皮瓣 ｜ J. 缝合皮肤 ｜ K. 矫正兔眼 ｜ L. 修复缺损 ｜ M. 术后 3 周，修复良好 ｜ N. 完全闭眼形态

二、下睑缺损

【病例1】

（1）病史介绍：女性，64岁。左下睑肿瘤，手术切除后造成下睑缺损。

（2）临床表现：左下睑皮肤黑痣，范围5 mm×6 mm。

（3）手术方法：切除病灶，螺旋桨皮瓣修复。

（4）操作要点：①设计螺旋桨皮瓣：在病灶外侧做水平棱形切口，皮瓣长25 mm、宽6 mm。以外眼角为旋转蒂点。②切除病灶周围外2 mm病灶。③将皮瓣以蒂点旋转180°，修复创面。

（5）注意事项：蒂部直径应大于3 mm，以确保蒂点的血供。

（6）操作步骤：见图5-1-2。

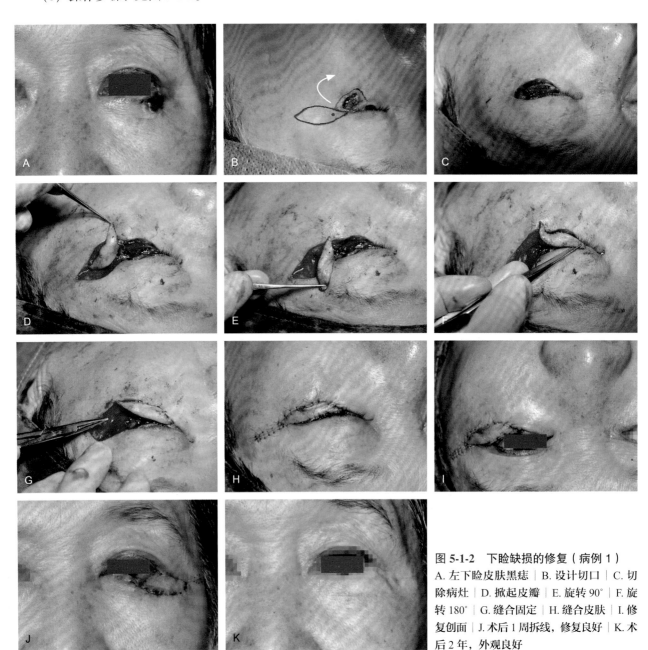

图5-1-2　下睑缺损的修复（病例1）

A. 左下睑皮肤黑痣｜B. 设计切口｜C. 切除病灶｜D. 掀起皮瓣｜E. 旋转90°｜F. 旋转180°｜G. 缝合固定｜H. 缝合皮肤｜I. 修复创面｜J. 术后1周拆线，修复良好｜K. 术后2年，外观良好

【病例 2】

（1）病史介绍：男性，35 岁。右下眼睑外伤后遗留瘢痕，兔眼畸形。

（2）临床表现：右下眼睑外翻畸形，局部瘢痕挛缩。

（3）手术方法：上睑轮匝肌皮瓣转移修复缺损，纠正下睑外翻畸形。

（4）手术设计：①做平行于上睑的切口。②以内外眼角为蒂。③皮瓣宽约 6 mm。

（5）操作要点：①切开皮肤，分离至眼轮匝肌，于肌层的深层掀起肌皮瓣。②切开下睑下缘，松解瘢痕挛缩，调整睑缘线位。③将内、外双蒂肌皮瓣转移至下睑缘创面，缝合皮肤。

（6）注意事项：转移肌皮瓣时，潜行分离内、外眼角处的皮肤，埋植肌皮瓣双蒂。

（7）操作步骤：见图 5-1-3。

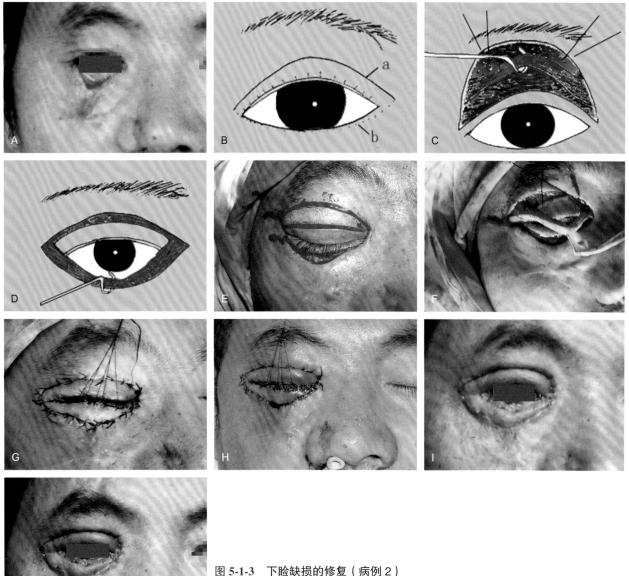

图 5-1-3　下睑缺损的修复（病例 2）

A. 右侧兔眼 | B. 上下切线（a: 上切口，b: 下切口）| C. 掀起皮瓣 | D. 转移皮瓣 | E. 切开皮肤 | F. 转移皮瓣 | G. 缝合固定 | H. 术后 1 天 | I. 术后 1 周 | J. 畸形纠正，眼外形良好

【病例3】

（1）病史介绍：男性，59岁。外伤性下睑缺损。

（2）临床表现：右下睑瘢痕挛缩，下睑塌陷，兔眼畸形。

（3）手术方法：上睑双蒂轮匝肌皮瓣转移修复术。

（4）操作要点：①做下睑缘下水平切口，与睑缘等长。②切开瘢痕，松解挛缩。③修复：将内、外双蒂肌皮瓣转移至下睑缘创面，缝合皮肤，矫正兔眼畸形。

（5）注意事项：皮瓣宽度以切开的创面宽度为准，内、外角的处理与同类的皮瓣修复术式相同。

（6）操作步骤：见图5-1-4。

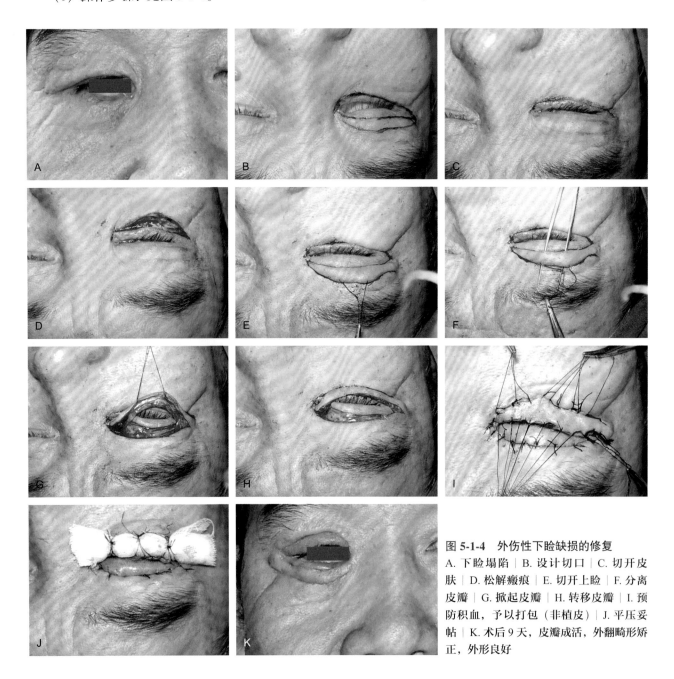

图 5-1-4 外伤性下睑缺损的修复
A. 下睑塌陷｜B. 设计切口｜C. 切开皮肤｜D. 松解瘢痕｜E. 切开上睑｜F. 分离皮瓣｜G. 掀起皮瓣｜H. 转移皮瓣｜I. 预防积血，予以打包（非植皮）｜J. 平压妥帖｜K. 术后9天，皮瓣成活，外翻畸形矫正，外形良好

【病例 4】

(1) 病史介绍：女性，33 岁。外伤性下睑塌陷。

(2) 临床表现：左上、下睑瘢痕，下睑塌陷，兔眼畸形。

(3) 手术方法：上睑双蒂轮匝肌皮瓣转移修复术。

(4) 操作要点：①做下睑缘下水平切口，与睑缘等长。②切开瘢痕，松解挛缩，矫正兔眼畸形。③修复：将内外双蒂肌皮瓣转移至下睑缘创面，缝合皮肤。

(5) 注意事项：皮瓣宽度以切开的创面宽度为准，内、外角的处理与同类的皮瓣修复术式相同。

(6) 操作步骤：见图 5-1-5。

【病例 5】

(1) 病史介绍：女性，39 岁。外伤性左下睑外翻。

(2) 临床表现：左下睑瘢痕挛缩，外翻畸形。

(3) 手术方法：松解瘢痕，矫正兔眼，植皮修复。

(4) 操作要点：①在下睑缘下做水平切口，与睑缘等长。②切开瘢痕，松解挛缩，矫正兔眼畸形。③取耳后全厚皮片移植，修复创面。

(5) 注意事项：分离松解瘢痕时，按照阶梯形方式松解，使张力呈均匀分布。

(6) 操作步骤：见图 5-1-6。

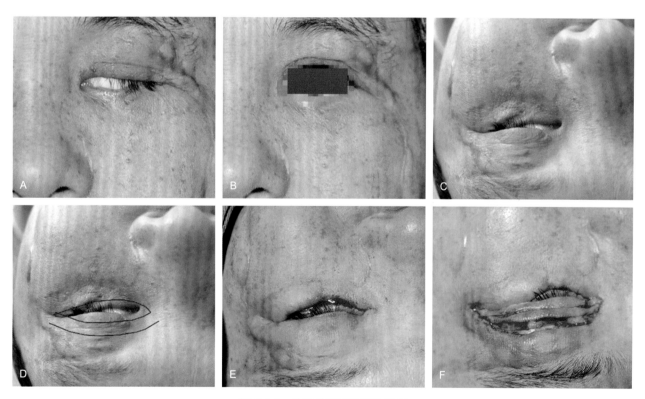

图 5-1-5　外伤性下睑塌陷的修复
A. 左侧兔眼 | B. 下睑塌陷 | C. 平卧观测 | D. 设计切口 | E. 切开下睑 | F. 切开上睑

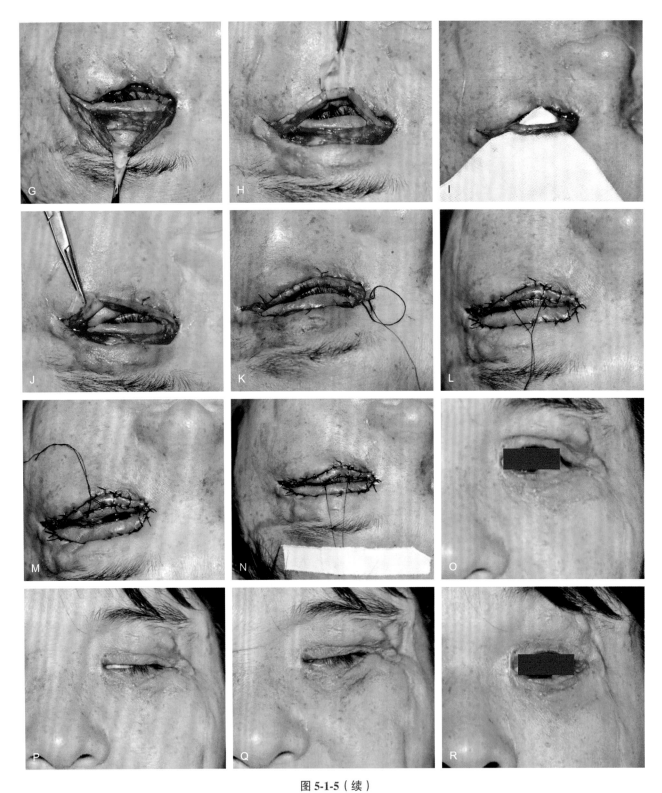

图 5-1-5（续）

G. 掀起皮瓣 ｜ H. 测试长度 ｜ I. 显露肌瓣 ｜ J. 转移肌瓣 ｜ K. 间断缝合 ｜ L. 闭眼观测 ｜ M. 睁眼观测 ｜ N. 牵引固定 ｜ O. 术后 2 周 ｜ P. 闭眼情况 ｜ Q. 用力闭眼 ｜ R. 用力睁眼

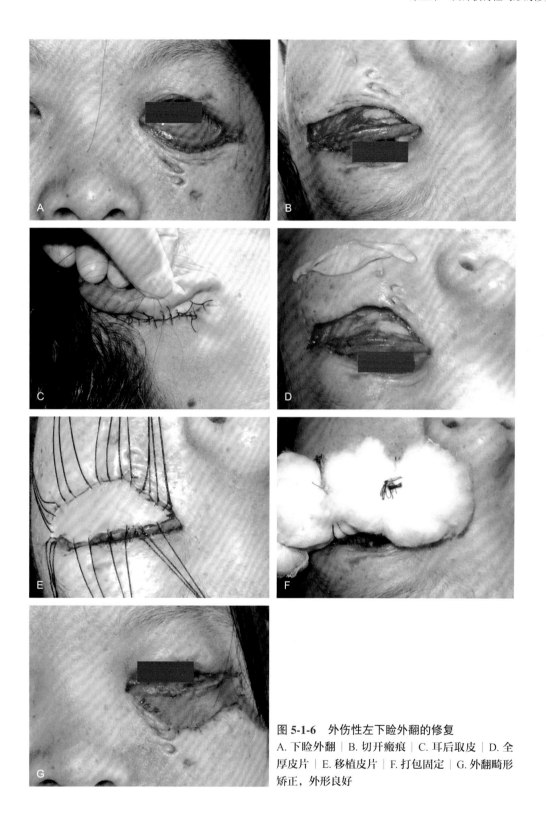

图 5-1-6 外伤性左下睑外翻的修复
A. 下睑外翻｜B. 切开瘢痕｜C. 耳后取皮｜D. 全
厚皮片｜E. 移植皮片｜F. 打包固定｜G. 外翻畸形
矫正，外形良好

【病例 6 】

(1) 病史介绍：女性，62 岁。眼袋术后 18 个月，左下眼睑外翻畸形。

(2) 临床表现：左下眼睑兔眼畸形。

(3) 手术方法：耳后取皮，全厚植皮。

(4) 操作要点：下睑缘下设计切口切开皮肤，分离皮下，松解粘连，矫正下睑外翻。取耳后全厚皮片植皮，打包固定。

(5) 注意事项：大多数眼袋术后下睑可能外翻，部分患者半年内会自行恢复、纠正。若超过半年未恢复，则较难纠正，遇此情况可以选用本植皮方法。眼睑的植皮较为特别，需遵循以下要求：①需选择较薄皮片，便于眼睑活动。②术后确保皮片不挛缩，可避免复发兔眼。③耳后作为全厚取皮的最佳供区，植皮成活率较高。避免多次植皮，影响外形美观。

(6) 操作步骤：见图 5-1-7。

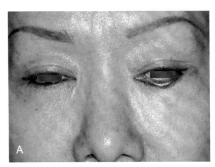
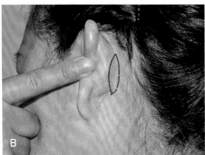
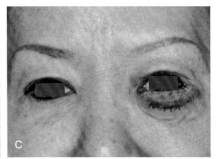
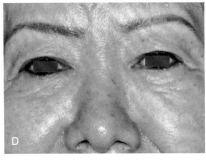

图 5-1-7　左下眼睑兔眼畸形的修复
A. 眼袋术后，下睑外翻畸形 ｜ B. 设计耳后取皮 ｜ C. 全厚植皮 ｜ D. 术后 8 年，畸形矫正，外形良好

三、上、下睑缺损

【病例 】

(1) 病史介绍：女性，58 岁。右眼睑黑痣。

(2) 临床表现：右眼上、下睑缘黑痣，睑缘下垂，遮盖视线。

(3) 手术方法：分次切除睑缘黑痣 + 创面植皮。

(4) 操作要点：①一期手术：切除睑缘内、外层黑痣（皮肤、结膜层），直接缝合。②二期手术：切除下睑缘全部黑痣，取耳后全厚皮片移植。③三期手术：上睑臃肿畸形，削薄局部皮瓣。

(5) 注意事项：①上睑缘用针头穿刺固定，便于切除操作。②切除下睑缘，以不形成睑外翻为原则。

(6) 操作步骤：见图 5-1-8 和图 5-1-9。

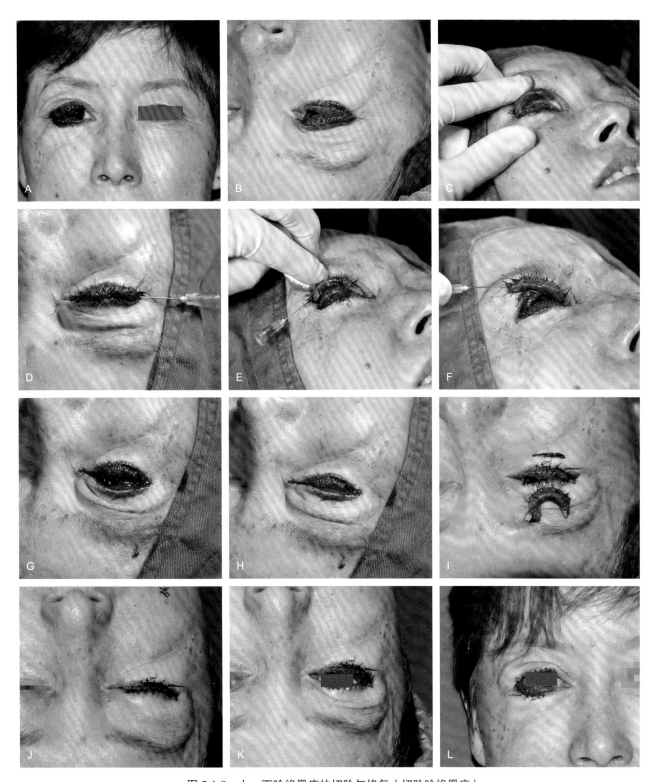

图 5-1-8　上、下睑缘黑痣的切除与修复（切除睑缘黑痣）
A. 右侧睑缘 | B. 上、下黑痣 | C. 暴露结膜 | D. 穿刺固定 | E. 切开部分睑缘 | F. 切开一半睑缘 | G. 切除全部睑缘 | H. 切开下睑 | I. 切除少部分黑痣 | J. 分别缝合上、下眼睑 | K. 睁眼观察 | L. 缝合完毕

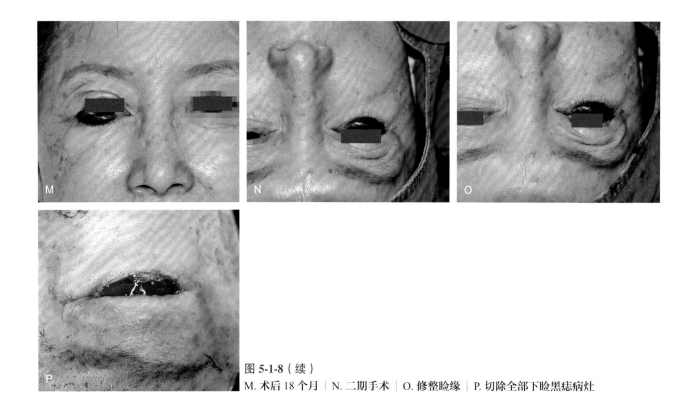

图 5-1-8（续）

M. 术后 18 个月 ｜ N. 二期手术 ｜ O. 修整睑缘 ｜ P. 切除全部下睑黑痣病灶

图 5-1-9　上、下睑缘黑痣的切除与修复（创面植皮）

A. 耳后取皮 ｜ B. 皮片移植 ｜ C. 创面植皮 ｜ D. 打包固定 ｜ E. 切除痣缘 ｜ F. 术后 9 天

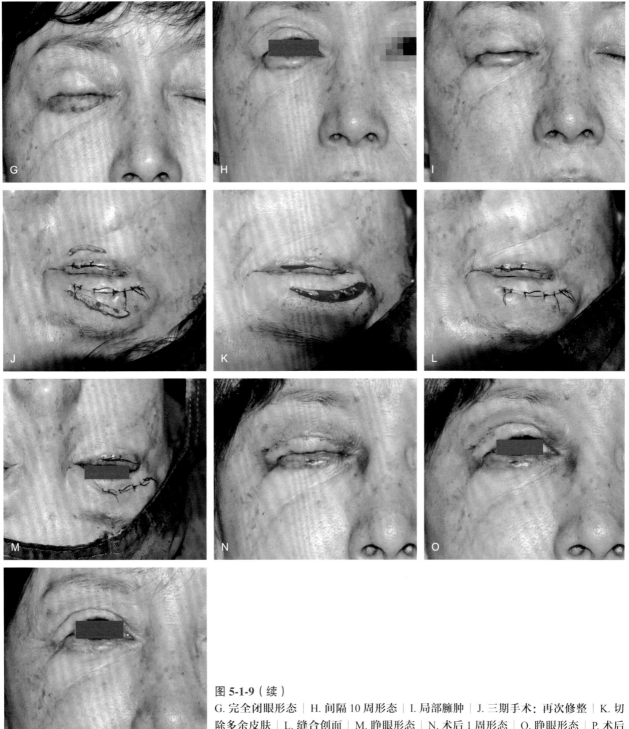

图 5-1-9（续）
G. 完全闭眼形态 | H. 间隔 10 周形态 | I. 局部臃肿 | J. 三期手术：再次修整 | K. 切除多余皮肤 | L. 缝合创面 | M. 睁眼形态 | N. 术后 1 周形态 | O. 睁眼形态 | P. 术后 3 个月，外形良好

第二节·鼻部缺损的修复

一、断鼻再植

【病例】

(1) 病史介绍：男性，49 岁。玻璃切割伤导致外鼻完全离断。

(2) 临床表现：因玻璃切割伤致全鼻离断 4 小时急诊入院。创面大小为 4 cm×4 cm，占外鼻的 3/4，缺损范围从鼻背到鼻基底，包括鼻翼、鼻尖、鼻小柱、鼻中隔等。离断的组织包括皮肤、黏膜、软骨。

(3) 手术方法：吻合鼻尖、鼻背动静脉。

(4) 操作要点：①鼻部创面清创。②于受区鼻尖部找到直径为 0.4 mm 的动脉 1 根，鼻背部找到直径为 0.3 mm 的皮下静脉 1 根。在受区相应部位找到可供吻合的动、静脉各 1 根。③用 11-0 显微外科缝合针线在 10~20 倍的高倍镜下分别吻合动、静脉，组织变红润，创缘渗血，皮肤、黏膜分别缝合，而后植鼻，适当加压包扎。

(5) 注意事项：本例患者术后 1 天再植组织块充盈，色泽偏紫红，存在指压反应，创缘出血。术后 10 天皮肤颜色正常，直到伤口愈合。术后 3 个月随访皮肤的颜色和质地与周围组织相似，外观良好，两点分辨率为 8 mm。

(6) 操作步骤：见图 5-2-1。

二、鼻翼缺损

【病例 1】

(1) 病史介绍：男性，58 岁。切割伤致鼻翼缺损。

(2) 临床表现：右侧鼻翼缺损，局部瘢痕畸形。

(3) 手术方法：耳郭复合组织移植，修复鼻翼。

(4) 操作要点：①切取一侧耳郭组织块（1 cm×0.8 cm）。②切除鼻孔缘的瘢痕，形成创面。③移植耳郭组织，间断缝合、固定。④尽早间断拆线，于术后 1 天、2 天分别间断拆线，以利于尽快建立移植组织的血液循环。

(5) 注意事项：缝线用于固定，但会阻断血液循环。本例是个明显的个案。

(6) 操作步骤：见图 5-2-2。

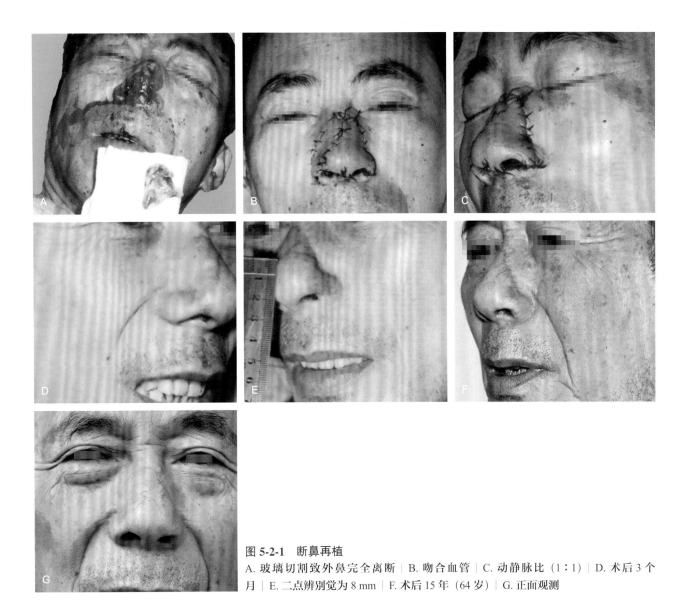

图 5-2-1　断鼻再植
A. 玻璃切割致外鼻完全离断 | B. 吻合血管 | C. 动静脉比（1∶1）| D. 术后 3 个月 | E. 二点辨别觉为 8 mm | F. 术后 15 年（64 岁）| G. 正面观测

图 5-2-2　鼻翼缺损的修复
A. 鼻翼缺损 | B. 鼻孔瘢痕 | C. 药棉填塞

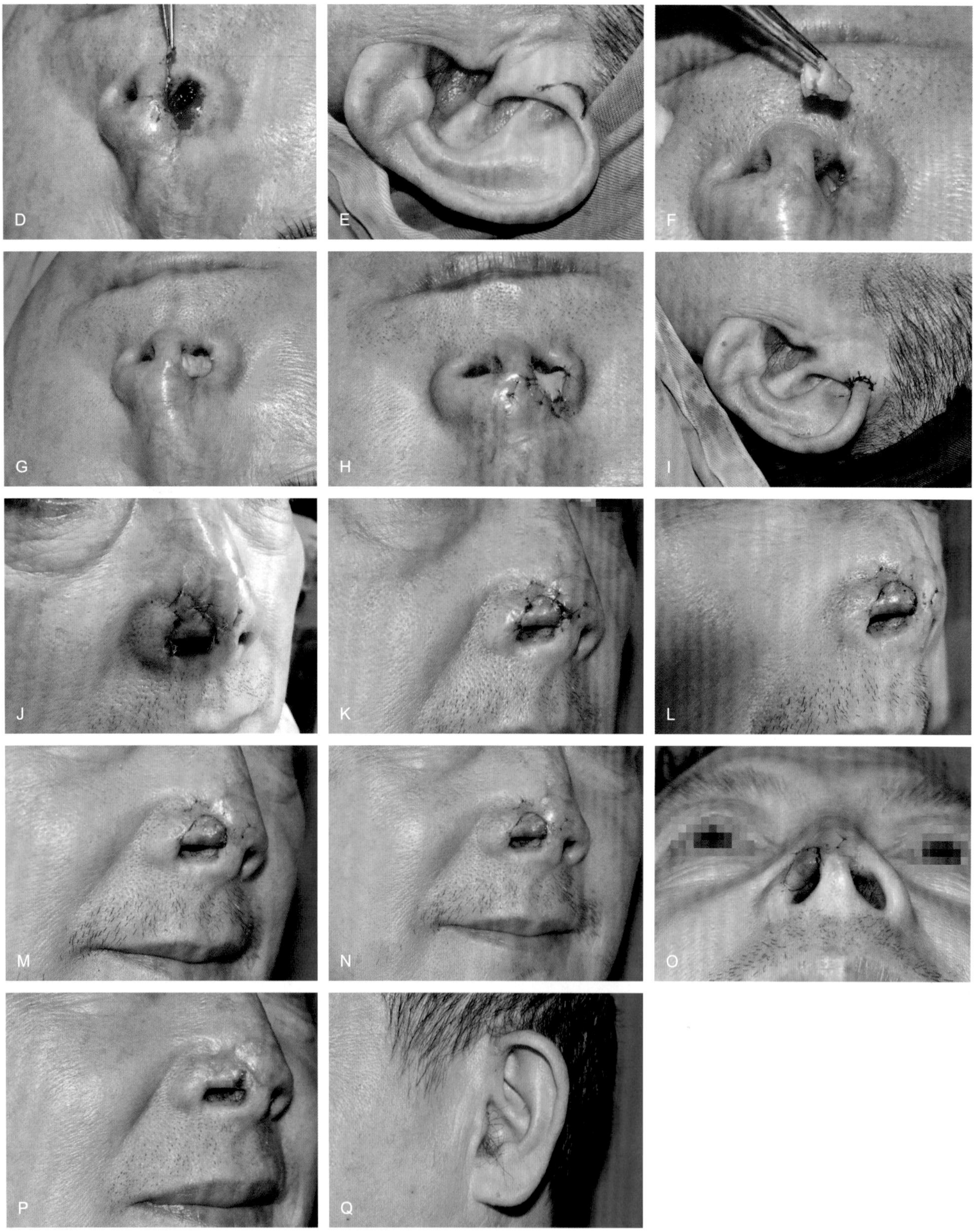

图 5-2-2（续）

D. 切除表皮 | E. 耳郭取材 | F. 切取组织 | G. 移植鼻翼 | H. 缝合组织 | I. 缝合供区 | J. 术后第 1 天，色泽暗淡，拆线一半 | K. 术后第 2 天，色泽转红，全部拆线 | L. 术后第 3 天，更红 | M. 术后第 4 天 | N. 术后第 5 天 | O. 俯视观测 | P. 术后 3 周，组织成活 | Q. 耳郭愈合

【病例 2】

(1) 病史介绍：男性，33 岁。面部玻璃切割伤致鼻翼缺损。

(2) 临床表现：右侧鼻翼缺损，面部皮肤裂伤。

(3) 手术方法：耳郭复合组织游离移植、修复。

(4) 操作要点：①创面清创，重新切除、整理破碎的皮肤、黏膜、鼻软骨。②切取一侧耳郭复合组织。③游离移植耳郭组织，修复鼻翼。

(5) 注意事项：①切取的耳郭组织量不宜过大，一般勿超过 1 cm×1.5 cm。减少、压缩受区移植组织的血供压力、负担。②创缘要整齐，移植组织的接触面要尽量大，这样可提高移植组织的营养。可选择榫卯样插入，提高接触面。

(6) 操作步骤：见图 5-2-3。

三、鼻背缺损

【病例】

(1) 病史介绍：男性，27 岁。铁皮切割伤致鼻背大部分缺损。

(2) 临床表现：鼻背皮肤缺损，软骨暴露，带皮肤蒂点。

(3) 手术方法：吻合鼻背动脉。

(4) 操作要点：①创面清创，重新切除、整理破碎的皮肤、鼻软骨。②鼻背找到动脉 1 根，直径 0.4 mm，重建血运。

(5) 注意事项：①创缘重新切削，边缘整齐，有利于组织成活。②吻合血管时先找到血管，再固定组织，翻转一边的皮瓣，以免血管被牵扯、撕裂。

(6) 操作步骤：见图 5-2-4。

四、鼻孔缘缺损

【病例】

(1) 病史介绍：女性，37 岁。外伤致右鼻孔缘缺口。

(2) 临床表现：右鼻孔缘缺口畸形。

(3) 手术方法：M-W 瓣修复。

(4) 操作要点：①设计端－端相对的 M-W 瓣切口。②按设计切开皮肤，插入、对合三角瓣缝合、固定。

(5) 备选方案：设计单侧三角瓣。

(6) 操作步骤：见图 5-2-5。

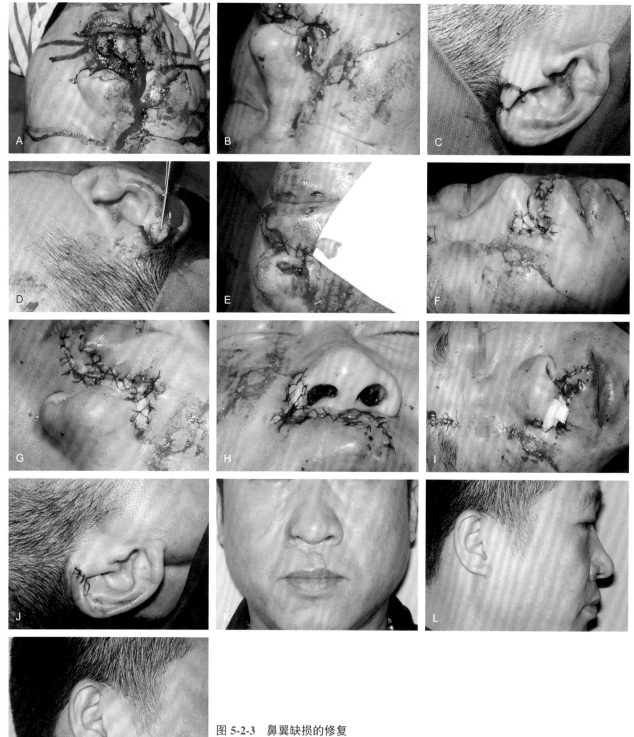

图 5-2-3　鼻翼缺损的修复
A. 玻璃切割伤｜B. 鼻翼缺损｜C. 设计耳郭取材切口｜D. 切取复合组织｜E. 移植鼻部｜F. 缝合固定｜G. 局部观测｜H. 俯视观测｜I. 留置软管｜J. 缝合耳郭｜K. 术后3个月｜L. 鼻外形修复良好｜M. 供区外形良好

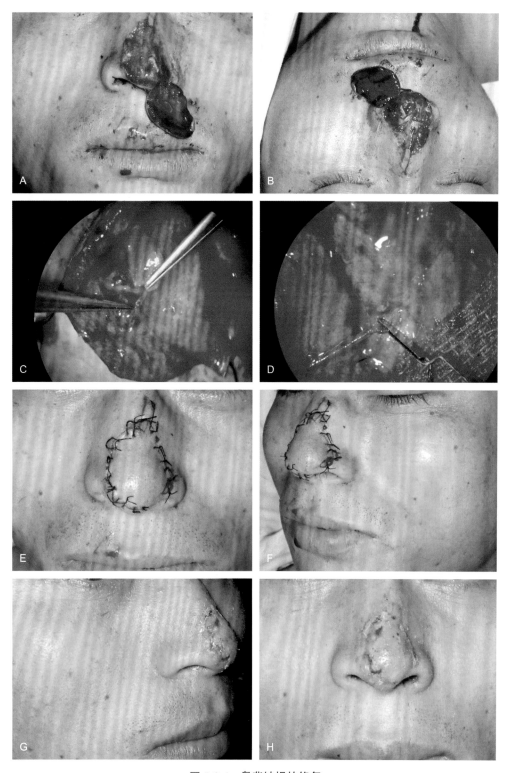

图 5-2-4　鼻背缺损的修复
A. 鼻背被切削 | B. 创面缺损 | C. 找到动脉 | D. 吻合动脉 | E. 重建血运 | F. 色泽红润 | G. 术后 1 周 | H. 愈合良好

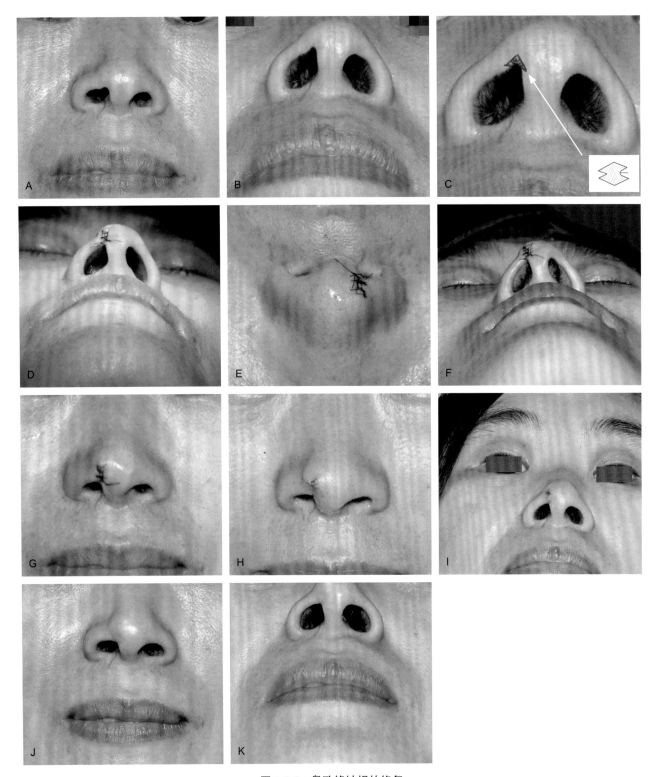

图 5-2-5　鼻孔缘缺损的修复

A. 鼻孔缺损 | B. 仰面观察 | C. 设计切口 | D. 切开缝合 | E. 修复术后 | F. 仰面观察 | G. 正面观察 | H. 1 周拆线 | I. 畸形矫正 | J. 术后半年 | K. 仰视位图

五、鼻梁歪扭畸形

【病例 1】

(1) 病史介绍：男性，21 岁。外伤后 3 个月，歪鼻畸形。

(2) 临床表现：右侧鼻梁受拳击，明显向左侧歪扭，畸形愈合。

(3) 手术方法：鼻骨截骨矫正术。

(4) 操作要点：①鼻内切口。②鼻骨表面剥离。③用骨刀截骨、离断鼻梁两侧骨质。④松动鼻骨，重新调整、纠正鼻梁。

(5) 注意事项：①鼻域切口最为合适。②操作过程中，需要一手摸捏鼻背皮肤，了解器械的深度和具体方位；另一手实施分离、骨凿等动作，以防损伤皮肤。

(6) 操作步骤：见图 5-2-6。

【病例 2】

(1) 病史介绍：男性，18 岁。歪鼻畸形，外伤后 1 周。

(2) 临床表现：鼻梁左侧受伤，向右侧歪扭畸形。

(3) 手术方法：手法复位。

(4) 操作要点：局部麻醉后，用 2 根金属筷子，包裹纱布，插入鼻孔，翘起骨折的鼻骨，纠正鼻梁。

(5) 注意事项：右手持筷子，左手捏住鼻背皮肤，操作缓慢，翘起筷子时，逐渐加力。常可听到骨擦音，为有效复位。复位后留置面纱片刻，即可止血。

(6) 操作步骤：见图 5-2-7。

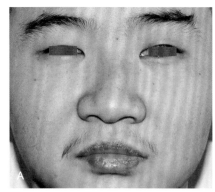 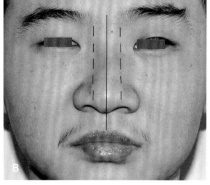 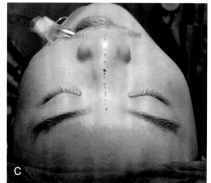

图 5-2-6　鼻梁歪扭畸形的修复
A. 鼻梁左歪 | B. 术前标记 | C. 仰卧体位

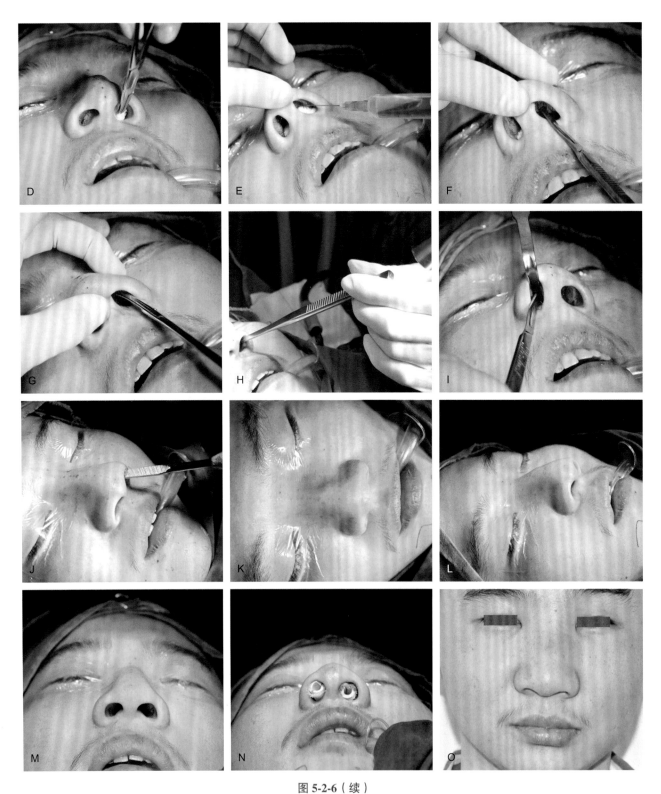

图 5-2-6（续）

D. 消毒塞棉 | E. 局部麻醉 | F. 鼻域切口 | G. 贴骨分离 | H. 用骨凿沿鼻侧基底劈断鼻骨 | I. 对侧同样处理 | J. 翘骨塑形 | K. 调整鼻梁 | L. 侧面观察 | M. 俯视观察 | N. 软管固定 | O. 术后 2 天

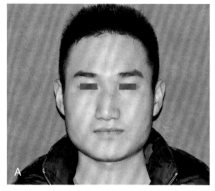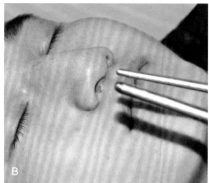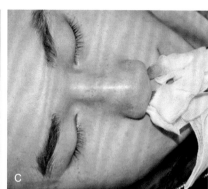

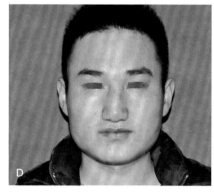

图 5-2-7 歪鼻畸形，手法复位
A. 鼻梁歪扭畸形 | B. 局部麻醉 | C. 插入用纱布包裹的筷子，翘起骨折的鼻骨 | D. 纠正鼻梁畸形，外形良好

第三节 · 口唇部缺损的修复

一、上唇部分缺损

（一）上唇少部分缺损

【病例 1】

（1）病史介绍：女性，54 岁。上唇外伤性缺损。

（2）临床表现：上唇缺损瘢痕，唇红缘翘突状畸形。

（3）手术方法：下三角瓣法修复。

（4）操作要点：①设计下三角瓣。②按线切开，切除表层，精准到位。③缝合肌层和皮肤。

（5）注意事项：利用肌层缝合，重建唇珠。

（6）操作步骤：见图 5-3-1。

【病例 2】

（1）病史介绍：男性，16 岁。上唇血管瘤，注射术后萎缩畸形。

（2）临床表现：左上唇萎缩，齿龈暴露。

（3）手术方法：单蒂黏肌膜瓣转移修复。

（4）操作要点：下唇设计单蒂黏肌膜瓣，蒂点在口角，宽 3 mm，长 20 mm。深达口轮匝肌。切取黏膜肌层，旋转至左上唇，插入受区，调整带蒂黏膜肌瓣的张力，牵拉上唇，同时丰满上唇。

（5）注意事项：切口应设计在隐蔽的湿性口周黏膜内。

（6）操作步骤：见图 5-3-2。

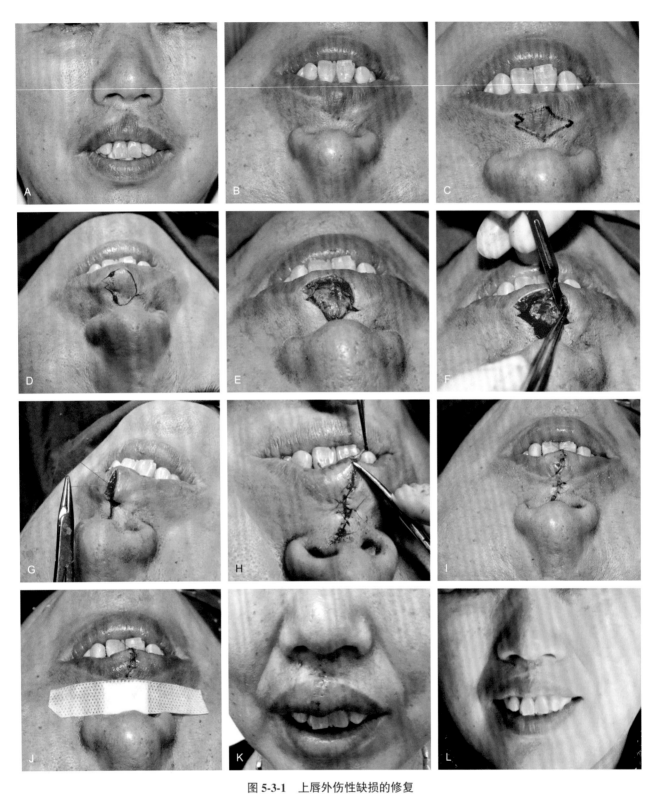

图 5-3-1　上唇外伤性缺损的修复

A. 创伤术后｜B. 皮肤缺损｜C. 设计切口｜D. 切开皮肤｜E. 切除唇红｜F. 分离松解｜G. 缝合肌层｜H. 局部修整｜I. 逐层缝合｜J. 覆盖固定｜K. 术后 1 周拆线｜L. 术后 3 个月

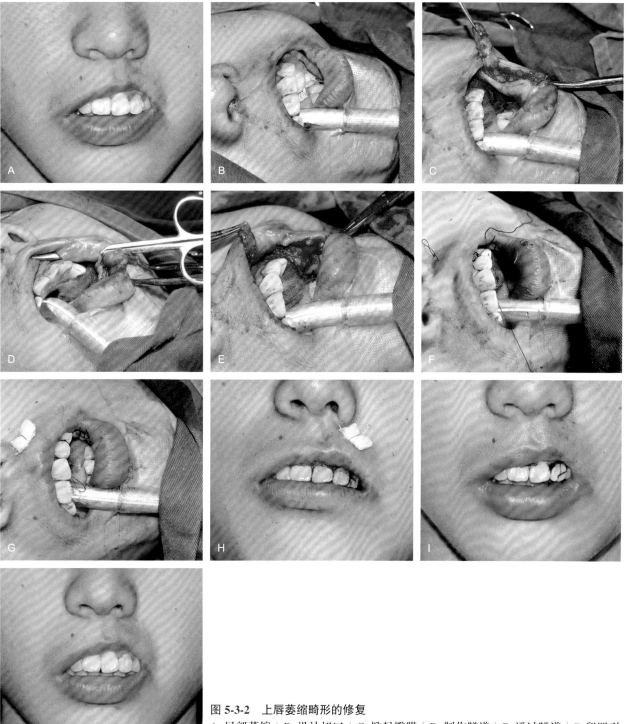

图 5-3-2　上唇萎缩畸形的修复
A. 局部萎缩 | B. 设计切口 | C. 掀起瓣膜 | D. 制作隧道 | E. 通过隧道 | F. 留置引线 | G. 固定肌瓣 | H. 术毕效果 | I. 术后 1 周 | J. 术后 45 天

【病例 3】

（1）病史介绍：男童，14 岁。上唇血管瘤，注射术后部分萎缩畸形。

（2）临床表现：上唇左侧萎缩，瘢痕显露，露齿畸形。

（3）手术方法：口内切口，切除凹陷黏膜，Z 字松解挛缩，分离缩缝肌层，松解下降唇高后折叠缝合，纠正露齿畸形。

（4）操作要点：①松解挛缩需充分。②可靠缝合肌层重叠。③黏膜采用 Z 字缝合。

（5）注意事项：①唇白尽量不再做切口，以免形成瘢痕。②二期手术时可以局部注射脂肪颗粒，以补充上唇厚度。

（6）操作步骤：见图 5-3-3。

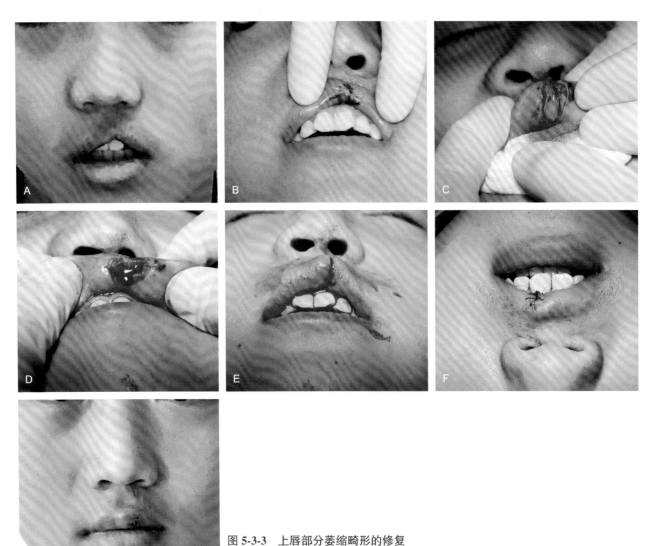

图 5-3-3　上唇部分萎缩畸形的修复

A. 上唇萎缩，露齿畸形｜B. 设计切口｜C. 切开口内黏膜｜D. 切除黏膜｜E. 分离、缝合肌层，降低唇高｜F. Z 字缝合｜G. 术后 1 天，纠正露齿

（二）上唇大部分缺损

【病例1】

（1）病史介绍：男性，45岁。外伤术后上唇缺损1/2。

（2）临床表现：上唇1/2缺损，门齿暴露。

（3）手术方法：旋转修复下唇组织瓣（R瓣），重建上唇。

（4）操作要点：以唇动脉为蒂的下唇组织瓣，蒂部在下唇，R瓣转移3周后断蒂，同时修复、重建上唇。

（5）注意事项：制作蒂部时注意保护血管，以免造成损伤，影响血供。

（6）操作步骤：见图5-3-4。

【病例2】

（1）病史介绍：男性，69岁。外伤性上唇大部分缺损。

（2）临床表现：上唇2/3缺损，齿龈暴露，齿龈外露畸形。

（3）手术方法：上唇组织瓣旋转、闭合，重建上唇。

（4）操作要点：以唇动脉为蒂的上唇组织瓣，蒂部在口角下方，切开的宽度为蒂部的宽度。

（5）注意事项：制作黏肌瓣蒂部时需保护血管，以免损伤，影响血供。

（6）操作步骤：见图5-3-5。

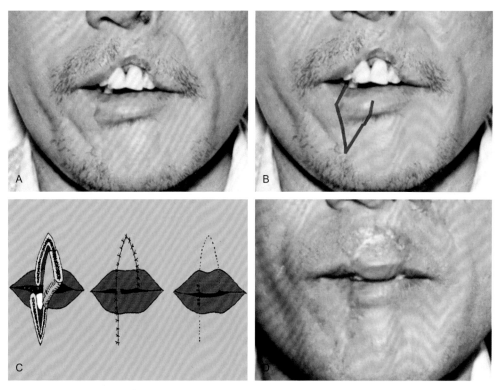

图5-3-4　上唇大部分缺损的修复
A.上唇缺损 | B.手术设计 | C.手术过程（一期、二期）| D.术后半年

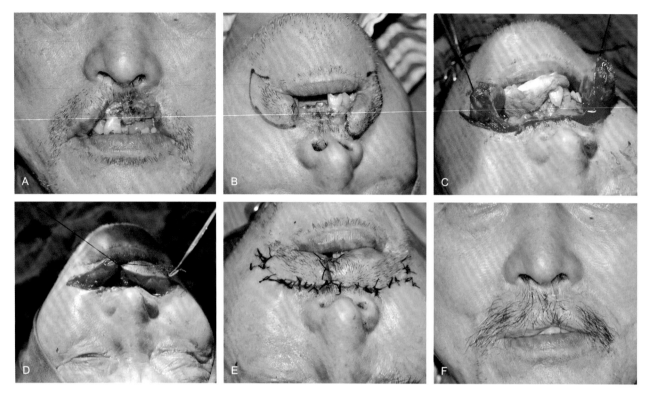

图 5-3-5　上唇大部分缺损的修复

A. 上唇缺损 ｜ B. 设计皮瓣 ｜ C. 掀起组织瓣 ｜ D. 端－端缝合 ｜ E. 缝毕创缘 ｜ F. 术后半年

二、下唇部分缺损

【病例1】

(1) 病史介绍：男性，31 岁。下唇咬伤术后坏死 1 周。

(2) 临床表现：下唇回植组织块坏死，黑色。

(3) 手术方法：直接缝合，分层修复。

(4) 操作要点：①清除失活的组织。②解剖分层，精确对位，仔细缝合。

(5) 注意事项：唇部组织松软，松紧度很大，缺损一半，仍有直接缝合的可能，不必采用复杂术式。

(6) 操作步骤：见图 5-3-6。

【病例2】

(1) 病史介绍：男性，62 岁。外伤性下唇缺损。

(2) 临床表现：下唇破碎、缺损。

(3) 手术方法：直接清创缝合。

(4) 操作要点：利用局部黏膜组织，根据需要转移局部黏膜瓣，予以修复。

(5) 注意事项：唇红组织的缺损，多数可以直接缝合，不必采用复杂术式。

(6) 操作步骤：见图 5-3-7。

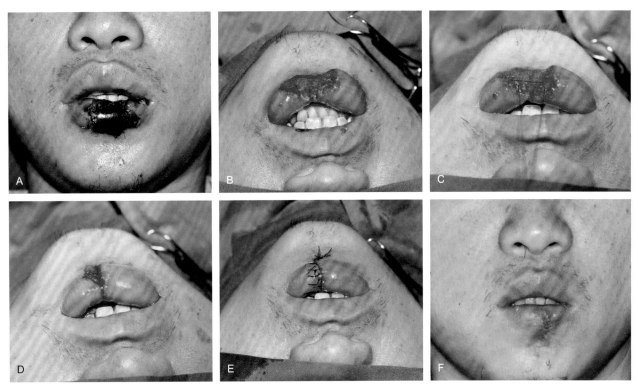

图 5-3-6　下唇部分缺损的修复

A. 组织坏死 | B. 清理创面 | C. 丝线缝合 | D. 对合妥帖 | E. 缝合浅层 | F. 术后 1 周

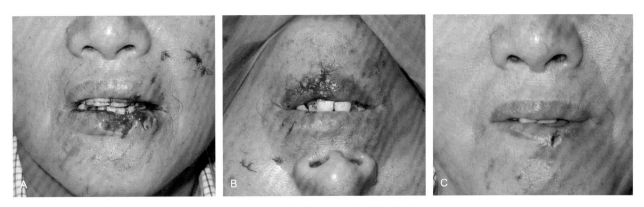

图 5-3-7　外伤性下唇部分缺损的修复

A. 下唇缺损 | B. 直接缝合 | C. 术后半个月

三、口角轻微缺损

【病例】

(1) 病史介绍：女性，35 岁。左侧口角外伤术后畸形。

(2) 临床表现：左侧口角缺损畸形，瘢痕显露，唇缘不齐。

(3) 手术方法：唇红缘 Z 字改形修复。

(4) 操作要点：①设计 Z 字切口，两边位于唇红缘，中线设计于畸形的线上。②切开设计线后，分离要精准到位，互换三角瓣后无牵扯、变形。③用 3-0 可吸收线缝合，打外科结，不建议打方结。皮肤缝合用不吸收细线。尽早拆线，不赞成常规时间拆线，避免针迹瘢痕。

（5）操作步骤：见图 5-3-8。

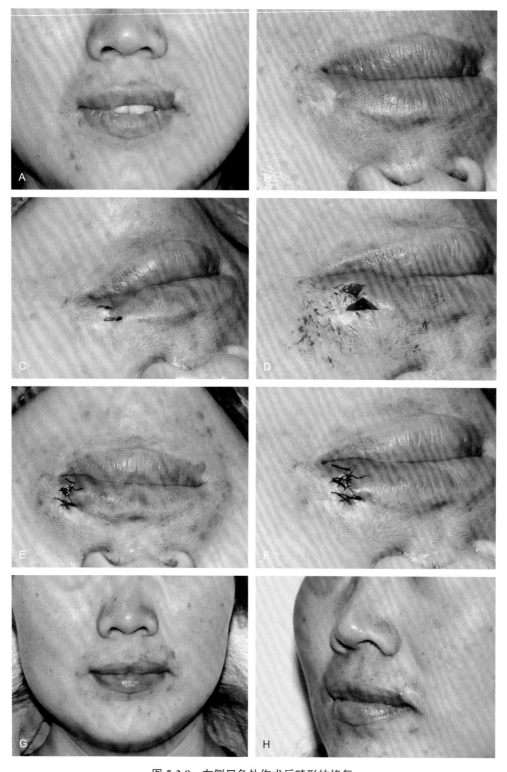

图 5-3-8 左侧口角外伤术后畸形的修复

A. 口角瘢痕 ｜ B. 唇红不齐 ｜ C. 设计切口 ｜ D. 切开皮肤 ｜ E. 间断缝合 ｜ F. 畸形矫正 ｜ G. 术后 3 个月 ｜ H. 侧面观察

四、下唇、口角缺损

【病例】

（1）病史介绍：男童，4 岁。下唇血管瘤。

（2）临床表现：下唇左侧及口腔黏膜血管瘤。

（3）手术方法：①切除血管瘤。②局部黏膜瓣修复。

（4）操作要点：①切除病灶力求彻底。②瓣膜设计应灵活机动。

（5）注意事项：注意腮腺导管的开口。预防血管瘤出血：①局部肿胀麻醉。②预先在瘤体周围，埋线、贯穿牵拉，以防出血难以控制。

（6）操作步骤：见图 5-3-9。

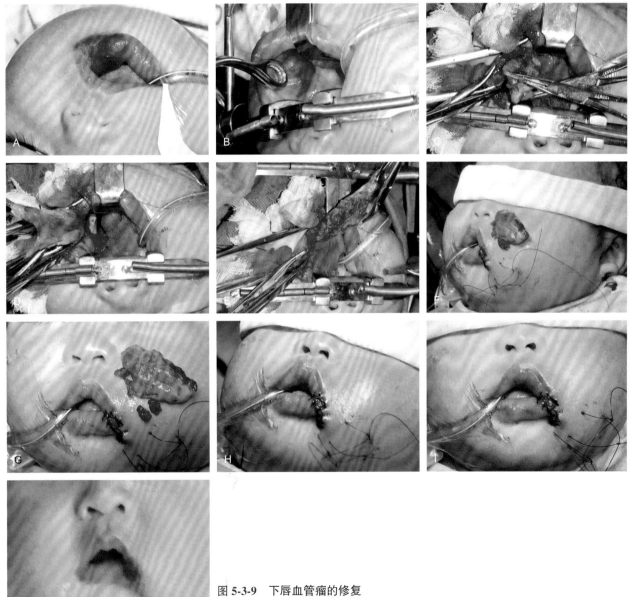

图 5-3-9 下唇血管瘤的修复

A. 下唇肿块 | B. 口内肿块 | C. 切开病灶 | D. 切除瘤体 | E. 切除病灶 | F. 缝合创面 | G. 血管瘤样 | H. 预留结扎 | I. 手术完毕 | J. 术后 2 周

五、全下唇缺损

【病例】

(1) 病史介绍：男性，58岁。外伤性全下唇缺损。

(2) 临床表现：下唇大部分缺损，齿龈暴露，骨外露畸形，肉芽创面。

(3) 手术方法：分期手术。①一期手术：用上唇组织瓣修复下唇；颈部双蒂皮瓣滑行修复骨性创面；零星植皮。②二期手术：开大口角，局部黏膜瓣修复。

(4) 操作要点：①一期手术：以上唇动脉为蒂制作带有血管的局部皮瓣，旋转缝合，形成完整的上、下唇缘。于颈部设计双蒂的局部皮瓣，长12 cm，宽4 cm，向上滑行修复骨性创面。取腋下全厚皮片，植于余下的创面。②二期手术：切除口角皮肤，口内黏膜瓣转移、修复创面。

(5) 注意事项：一期手术主要是关闭、修复创面。二期整形为开大挛缩的口角。

(6) 操作步骤：见图5-3-10和图5-3-11。

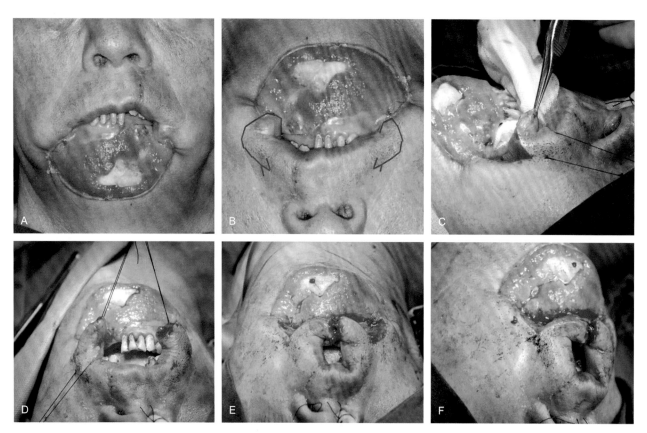

图 5-3-10　外伤性全下唇缺损的修复（一期手术）

A. 下唇创面 │ B. 设计皮瓣 │ C. 切开皮瓣 │ D. 掀起皮瓣 │ E. 对合缝合 │ F. 设计 Z 字瓣

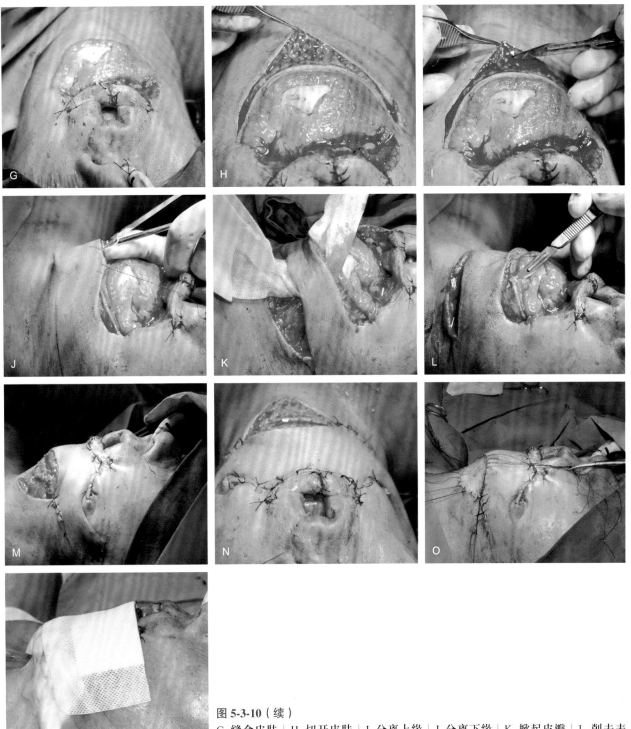

图 5-3-10（续）
G. 缝合皮肤 | H. 切开皮肤 | I. 分离上缘 | J. 分离下缘 | K. 掀起皮瓣 | L. 削去表皮 | M. 缝合上缘 | N. 剩余创面 | O. 取皮植皮 | P. 粘贴覆盖

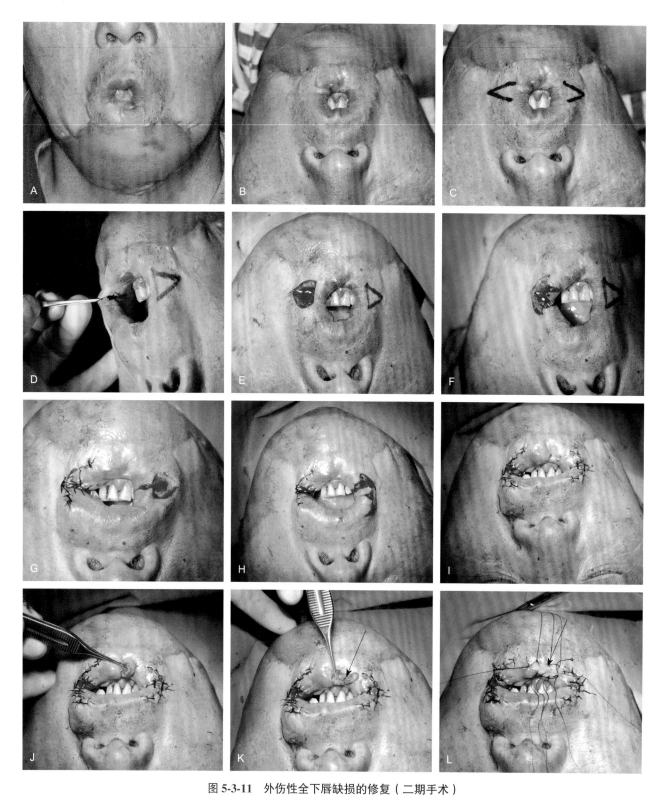

图 5-3-11　外伤性全下唇缺损的修复（二期手术）

A. 术后 5 个月 | B. 口角缩窄 | C. 设计切口 | D. 口内设计 | E. 切除皮肤 | F. 三角黏膜 | G. 缝合创面 | H. 对侧同样处理 | I. 缝合创面 | J. 切取上唇组织块 | K. 局部凹陷，移植黏膜 | L. 打包固定

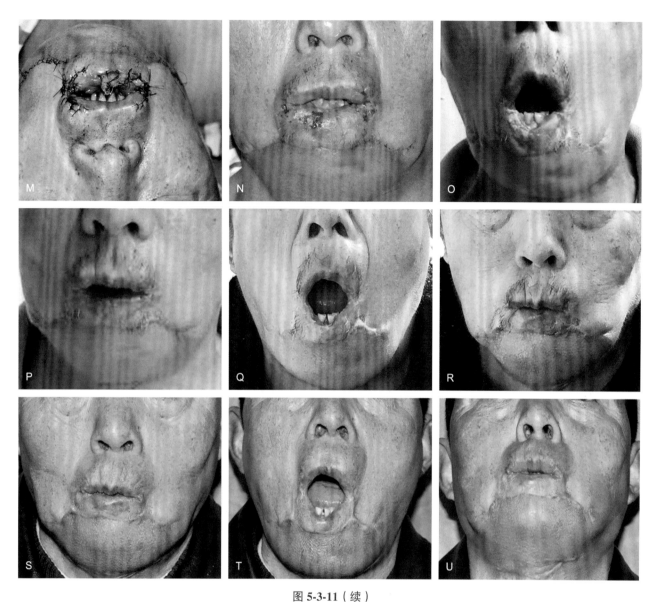

图 5-3-11（续）

M. 缝合完毕 | N. 术后 7 天 | O. 术后 1 个月 | P. 自然状态 | Q. 术后 7 个月 | R. 闭口状态 | S. 术后 2 年 | T. 张口状态 | U. 颈部情况

六、外伤性腭破裂

【病例】

（1）病史介绍：女性，38 岁。全腭被牛角戳破，裂开 30 年。

（2）临床表现：右侧软、硬腭裂开、缺损。

（3）手术方法：腭裂修复术（二瓣法）。

（4）操作要点：①局部肿胀麻醉的应用有利于组织的分离。②切开两侧的减张松弛切口，切开裂隙的两侧缘，分别分离、松解双侧腭瓣，充分到位。③分三层缝合腭瓣。

（5）注意事项：①手术体位：垫背仰头，暴露口腔。②将鼻侧黏膜瓣与口侧黏膜瓣上、下两瓣缝合、固定在一起。

（6）操作步骤：见图 5-3-12。

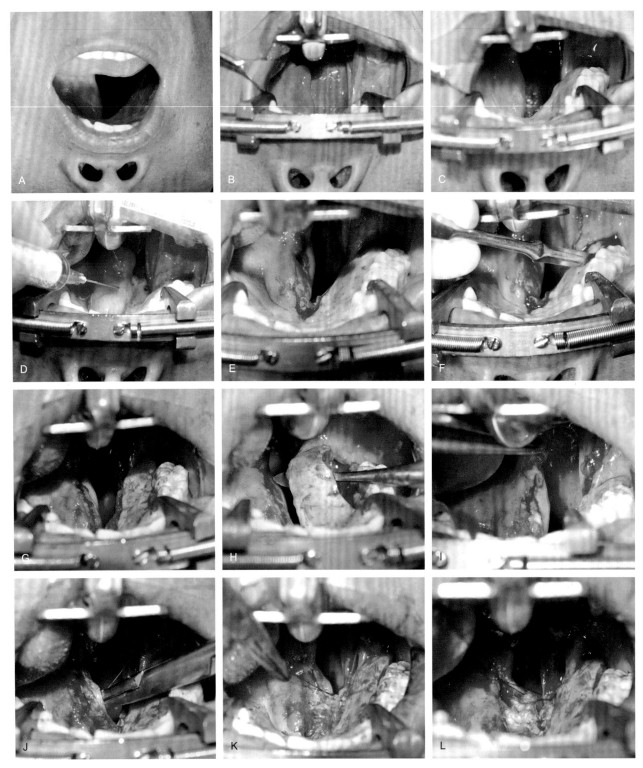

图 5-3-12　外伤性腭裂的修复

A. 全腭被牛角戳破 | B. 软腭裂开 | C. 右侧缺损 | D. 局部麻醉 | E. 切开裂缘 | F. 切开右侧的减张切口 | G. 形成腭瓣 | H. 分离腭瓣 | I. 分离裂缘 | J. 缝合第一层（鼻侧黏膜）| K. 缝合黏膜 | L. 反面打结

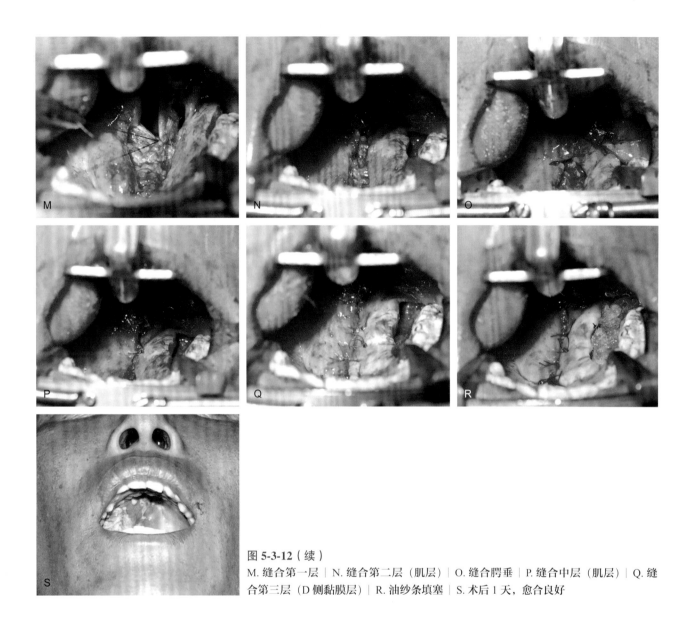

图 5-3-12（续）

M.缝合第一层 | N.缝合第二层（肌层） | O.缝合腭垂 | P.缝合中层（肌层） | Q.缝合第三层（D 侧黏膜层） | R.油纱条填塞 | S.术后 1 天，愈合良好

第四节 · 耳郭缺损的修复

一、耳洞状缺损

【病例 1】

（1）病史介绍：男性，22 岁。穿耳垂后，耳洞畸形。

（2）临床表现：左耳耳垂洞眼粗大畸形。

（3）手术方法：环切荷包缝合修复。

（4）操作要点：①管洞表面环状切除。②分三层缝合，中间层用可吸收线；外层皮肤用尼龙线，做荷包缝合；内层（反面）皮肤做简单的间断缝合即可。

（5）备选方案：设计单侧三角瓣。

（6）操作步骤：见图 5-4-1。

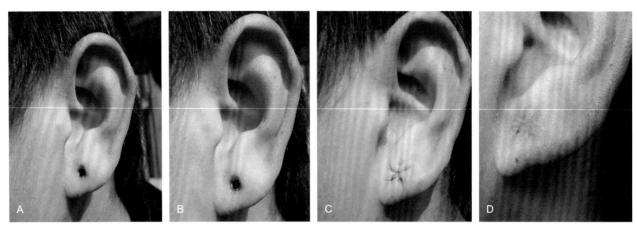

图 5-4-1　耳洞畸形的修复
A. 耳垂洞穿性缺损 | B. 切口设计 | C. 荷包缝合 | D. 术后 1 周

【病例 2】

（1）病史介绍：女性，45 岁。穿耳垂后，贯通伤畸形。

（2）临床表现：左耳耳洞眼粗大、破碎畸形。

（3）手术方法：环切荷包缝合法。

（4）操作要点：①管洞表面环状切除。②分三层缝合，中间层用可吸收线做荷包缝合；内、外层皮肤用尼龙线做直接间断缝合。

（5）注意事项：用刀需精准，切勿断裂耳垂。

（6）操作步骤：见图 5-4-2。

二、耳轮微小缺损

【病例】

（1）病史介绍：女性，26 岁。右耳轮缺口、破损。

（2）临床表现：耳轮三角形缺口畸形。

（3）手术方法：V 形切开，间断缝合。

（4）操作要点：①切开皮肤，形成创缘。②分三层缝合，中间层用可吸收线缝合；内、外层皮肤用不吸收线缝合。

（5）注意事项：尽早拆线，尽量不要超过 1 周，避免针迹瘢痕。

（6）操作步骤：见图 5-4-3。

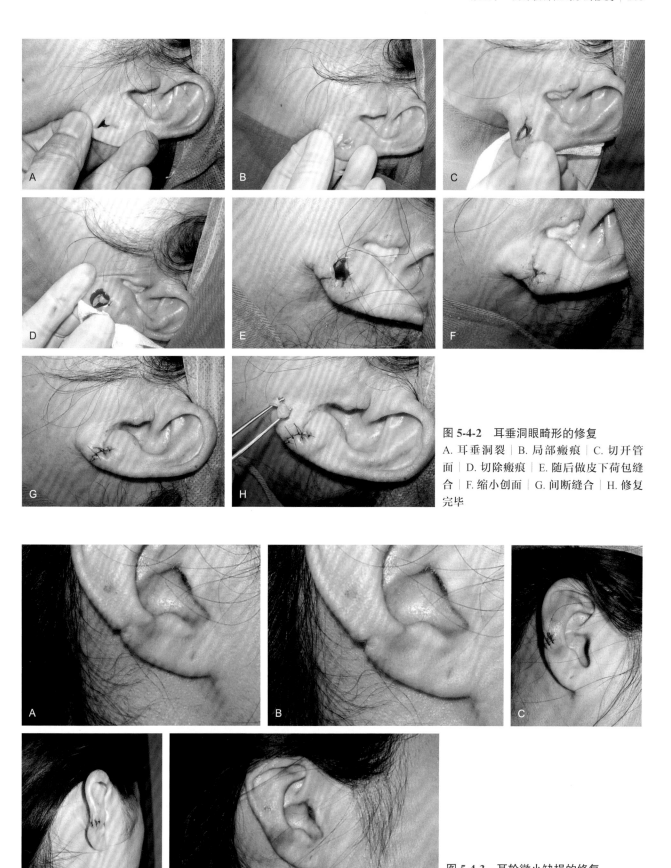

图 5-4-2　耳垂洞眼畸形的修复
A. 耳垂洞裂 | B. 局部瘢痕 | C. 切开管面 | D. 切除瘢痕 | E. 随后做皮下荷包缝合 | F. 缩小创面 | G. 间断缝合 | H. 修复完毕

图 5-4-3　耳轮微小缺损的修复
A. 右侧耳轮撕裂后形成三角形缺口畸形 | B. 设计切口 | C. 丝线缝合 | D. 术后 1 周 | E. 术后 2 周，畸形修复

三、耳郭破损

【病例 1】

(1) 病史介绍：男性，45 岁。外伤性不全断耳。

(2) 临床表现：左耳撕裂，仅剩小部分组织相连，创面破碎。

(3) 手术方法：断耳再植术（吻合动脉 1 根）。

(4) 操作要点：①清理创缘：创缘清创，切除破碎、失活的组织。②寻找动脉：于耳郭的背侧找到可缝动脉 1 根。③再植修复：A. 固定耳软骨；B. 用 11-0 无损伤线吻合动脉，动脉直径 0.3 mm；C. 1 周后拆线，再植耳成活。

(5) 注意事项：①清理创缘很重要。②确认、辨别动脉是否健康、可缝非常关键。③寻找血管的技巧：于耳后在镜下寻找出血点。

(6) 操作步骤：见图 5-4-4。

【病例 2】

(1) 病史介绍：男性，30 岁。外伤性耳郭撕裂。

(2) 临床表现：左耳大部分撕裂畸形，创面不齐。

(3) 手术方法：清创缝合修复。

(4) 操作要点：①清理创缘：创缘清创，切除破碎、失活的组织。②清创修复：A. 固定耳软骨；B. 缝合两面的皮肤；C. 1 周后拆线，耳郭成活。

(5) 注意事项：辨别残存耳是否能成活主要看残存耳创缘是否出血，充盈度是否丰满。

(6) 操作步骤：见图 5-4-5。

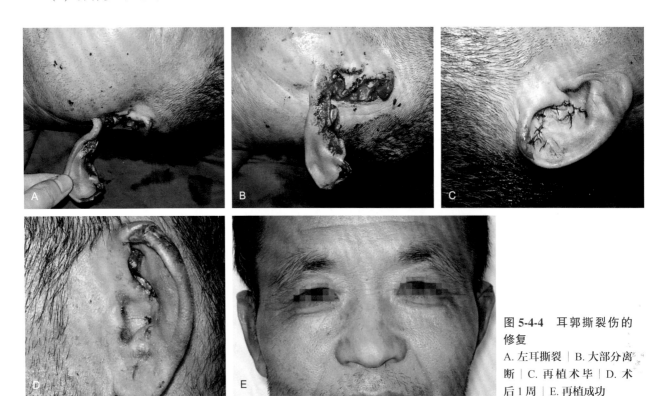

图 5-4-4　耳郭撕裂伤的修复
A. 左耳撕裂｜B. 大部分离断｜C. 再植术毕｜D. 术后 1 周｜E. 再植成功

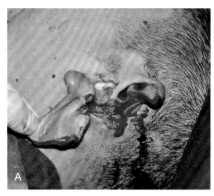
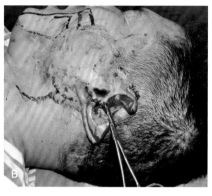
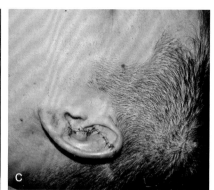

图 5-4-5　耳郭撕裂的修复
A. 左耳撕裂 ｜ B. 部分小蒂 ｜ C. 修复重建

四、耳郭部分缺损

【病例 1】

（1）病史介绍：男性，21 岁。咬伤后耳轮缺损。

（2）临床表现：右耳耳轮缺损畸形。

（3）手术方法：耳后带蒂皮瓣修复术，分两期进行。

（4）操作要点：①一期手术：A. 清理创缘：创缘清创，清理破碎、失活的组织；B. 耳后设计带蒂皮瓣：蒂部在发际一侧，长宽比例 1∶1，面积贴近耳轮大小；C. 创面修复：切开耳后设计线，掀起皮瓣，覆盖耳轮前面，缝合固定。②二期手术：术后 3 周，断蒂，修复，重建耳轮。

（5）注意事项：①一期手术时需折叠皮瓣，采用纵向缝合固定，避免影响血供。②二期手术断蒂时削薄皮瓣，这样可以减小血供负担。

（6）操作步骤：见图 5-4-6。

【病例 2】

（1）病史介绍：男性，44 岁。耳郭咬伤、碎裂。

（2）临床表现：左耳咬断、贯通、破碎畸形。

（3）手术方法：清创修复术。

（4）操作要点：①清理创缘：切除破碎、失活的组织。②清创修复：A. 固定耳软骨；B. 缝合两面的皮肤；C. 1 周后拆线，耳郭成活。

（5）注意事项：耳郭血供丰富，只要耳郭有蒂，仍有成活的机会。

（6）操作步骤：见图 5-4-7。

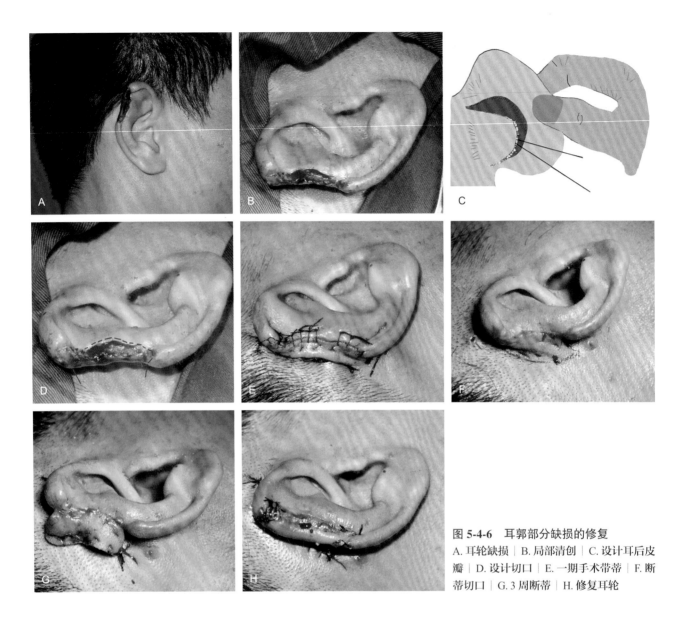

图 5-4-6　耳郭部分缺损的修复
A. 耳轮缺损 | B. 局部清创 | C. 设计耳后皮
瓣 | D. 设计切口 | E. 一期手术带蒂 | F. 断
蒂切口 | G. 3 周断蒂 | H. 修复耳轮

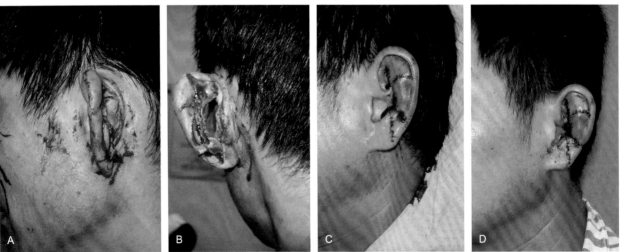

图 5-4-7　耳郭咬伤、碎裂的修复
A. 耳郭破碎 | B. 粉碎贯通 | C. 清创修复 | D. 术后 1 周

【病例 3】

(1) 病史介绍：男性，60 岁。外伤性耳郭撕裂。

(2) 临床表现：左耳大部分撕裂，创面不齐，耳轮上端皮肤尚连。

(3) 手术方法：清创整复术。

(4) 操作要点：①清创术：创缘清创，切除破碎、失活的组织。②修复术：A. 固定耳软骨；B. 缝合两面的皮肤；C. 1 周后拆线，耳郭大部分成活。③二期修复：残余创面采用分叶带蒂皮瓣，长宽比例 5∶1，分叶共蒂，术后皮瓣成活。

(5) 注意事项：分叶皮瓣长宽比例若超过 5∶1 会影响血供。

(6) 操作步骤：见图 5-4-8。

五、耳大部分缺损修复、再植

【病例 1】

(1) 病史介绍：男性，21 岁。咬伤后耳轮缺损。

(2) 临床表现：左耳轮大部缺损畸形。

(3) 手术方法：耳后带蒂皮瓣修复术，分两期进行。

(4) 操作要点：①一期手术：A. 清理创缘：创缘清创，清理破碎、失活的组织。B. 耳后设计带蒂皮瓣：蒂部在发际一侧，长宽比例 1∶1，面积适应创面。C. 创面修复：切开耳后设计线，掀起皮瓣，覆盖耳轮前面，缝合固定。②二期手术：术后 3 周，断蒂，修复，重建耳轮。

(5) 注意事项：①皮瓣大小根据创面修复的必要而定，尽量控制大小。②二期皮瓣制作耳轮时，用钢针做梁，定形 2 周后拔除。

(6) 操作步骤：见图 5-4-9。

【病例 2】

(1) 病史介绍：男性，21 岁。外伤性断耳缺损。

(2) 临床表现：左耳断耳、缺损畸形。

(3) 手术方法：断耳再植术（吻合血管）。

(4) 操作要点：①清理创缘：创缘清创，切除破碎、失活的组织。②寻找血管：于耳郭的背侧找到可缝合的动静脉。③再植修复：A. 固定耳软骨；B. 用 11-0 无损伤线吻合动静脉，动脉直径 0.3 mm，静脉直径 0.4 mm；C. 1 周后拆线，再植耳成活，小部分表皮水肿脱落，日后自愈。

(5) 注意事项：①整理创缘很重要。②确认、辨别血管是否健康、可缝非常关键。③寻找血管的技巧：于耳后在镜下先找出血点。

(6) 操作步骤：见图 5-4-10。

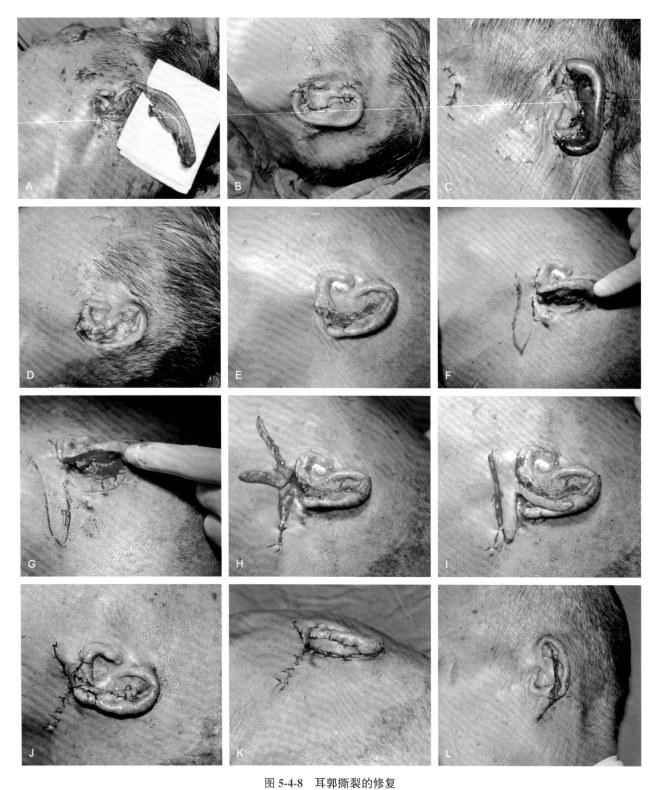

图 5-4-8 耳郭撕裂的修复

A. 左耳撕裂 | B. 清创修复 | C. 术后 1 周（一期手术）| D. 耳郭大部分成活 | E. 部分缺损 | F. 设计双叶皮瓣 | G. 切开皮肤 | H. 掀起皮瓣 | I. 转移皮瓣 | J. 耳前耳垂 | K. 修复缺损 | L. 术后 1 周（二期手术），愈合良好

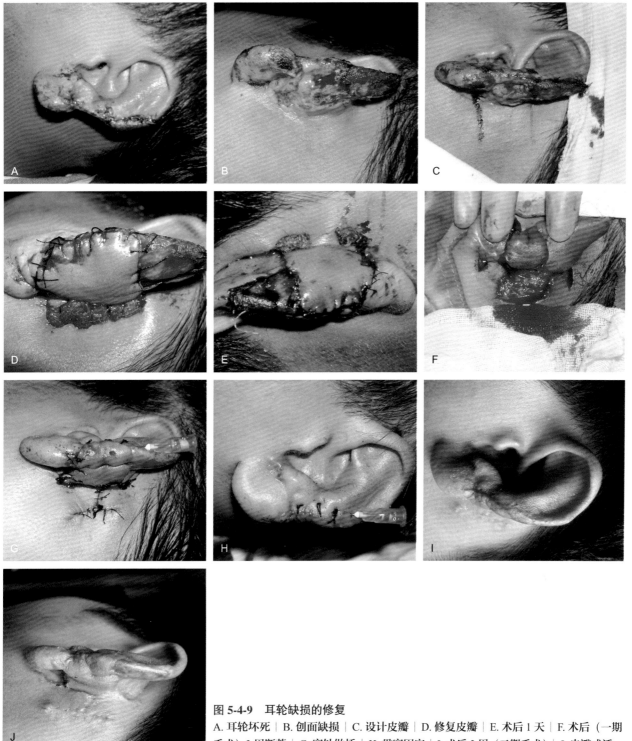

图 5-4-9　耳轮缺损的修复

A. 耳轮坏死｜B. 创面缺损｜C. 设计皮瓣｜D. 修复皮瓣｜E. 术后 1 天｜F. 术后（一期手术）3 周断蒂｜G. 穿针做桥｜H. 贯穿固定｜I. 术后 2 周（二期手术）｜J. 皮瓣成活

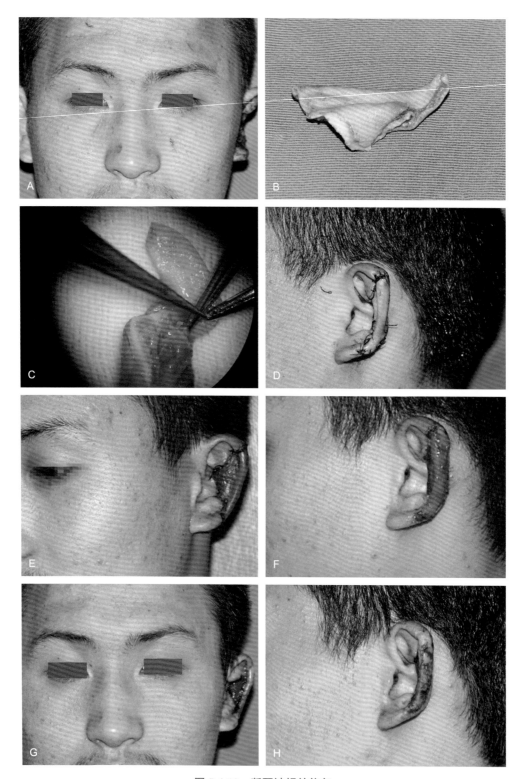

图 5-4-10　断耳缺损的修复

A. 左耳缺损 | B. 残耳组织 | C. 寻找血管 | D. 重建血液循环 | E. 术后 1 周 | F. 术后 2 周 | G. 术后 3 周 | H. 组织成活

【病例 3】

(1) 病史介绍：女性，42 岁。外伤性带蒂断耳。

(2) 临床表现：右耳撕裂，点状耳垂皮肤相连。

(3) 手术方法：断耳回植术（无血管吻合）。

(4) 操作要点：①清理创缘：创缘清创。②修复：A.固定耳软骨；B.缝合内、外两层皮肤，1 周后拆线，再植耳成活。③术后 1 周，创口部分裂开，重新缝合。

(5) 注意事项：缝合针线间距宜宽，有利血液循环的血液供应。

(6) 操作步骤：见图 5-4-11。

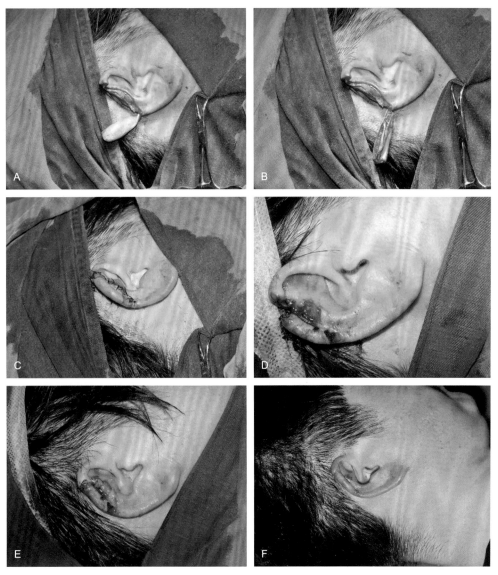

图 5-4-11　不全断耳的修复

A. 切割断耳｜B. 仅存点蒂｜C. 直接回植｜D. 术后 1 周裂开｜E. 二期修复｜F. 术后 6 周

【病例 4】

(1) 病史介绍：男性，22 岁。外伤后耳轮缺损。

(2) 临床表现：左耳耳轮缺损畸形。

(3) 手术方法：皮管修复术，分三期进行。

(4) 操作要点：①一期手术：A. 清理创缘：创缘清创，清理破碎、失活的组织；B. 耳后制作皮管，皮管长宽比例为 5∶1，平行于耳郭弧形线。②二期手术断蒂：术后 3 周，断一端蒂点，同时转移蒂点修复于耳轮。③三期手术转移皮瓣、修复耳轮：于前次术后 3 周断蒂另一端，转移至耳轮，剖开皮管，修复、重建耳轮。

(5) 注意事项：每次断蒂前需试验，可以包裹捏住一端蒂部，需要观察皮管血运。2 秒充盈的为血供可靠；5 秒以上为不可靠，需延长断蒂时间，继续寄养皮管。

(6) 操作步骤：见图 5-4-12。

六、耳郭缺损再造

【病例】

(1) 病史介绍：男性，23 岁。耳郭咬伤缺损，软骨腹部埋藏、寄养术后 1 年。

(2) 临床表现：左耳耳郭缺损畸形，右下腹部软骨寄养切口瘢痕。

(3) 手术方法：皮肤扩张、软骨回植术，分两期进行。

(4) 操作要点：①一期手术。扩张皮肤：于耳后皮肤置入皮肤扩张器（肾形，50 ml）。A. 检查扩张器，注入少量生理盐水，排出气体；B. 发际内做 2 cm 切口，潜行分离、造穴，置入扩张器，注射壶外置（头皮）。缝合皮肤，注入盐水 5 ml（10% 容量）。术后 1 周拆线，并开始注水扩张，每周一次，每次10%，根据皮色好坏调整快慢。②二期手术。修复、重建耳郭：一期术后 6 周。A. 取出耳软骨及扩张器：于腹部原切口，取出耳软骨，削薄待用；B. 于头部剪断扩张器注水管，放出盐水，取出扩张器；C. 修复、重建耳郭：造穴腔植入耳软骨，缝合皮肤，油纱钉固定皮肤，造型耳郭。

(5) 注意事项：密切观测扩张的皮肤色泽，每次扩张不宜超量，避免皮肤坏死。

(6) 操作步骤：见图 5-4-13 和图 5-4-14。

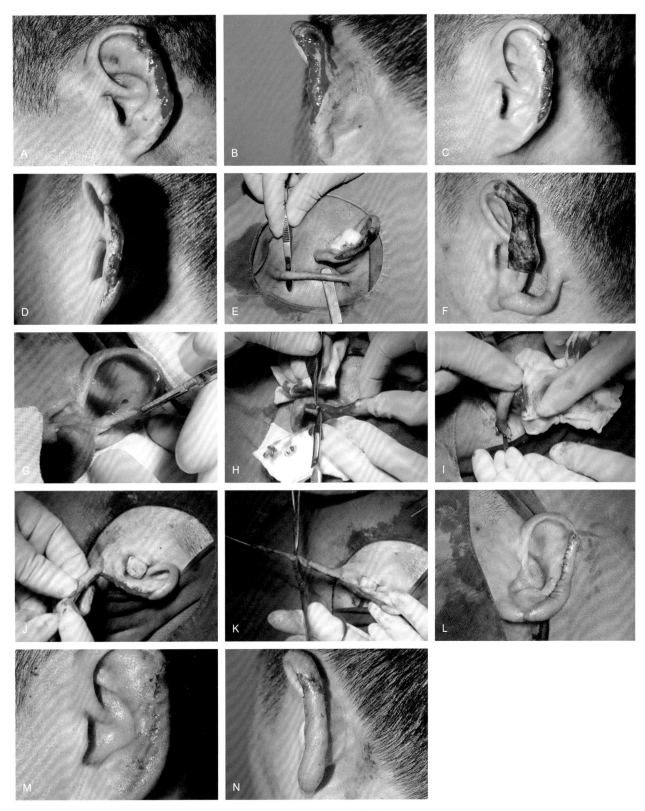

图 5-4-12 耳轮缺损的修复

A. 耳轮缺损 | B. 一期清创 | C. 部分缝合 | D. 缩小创面 | E. 制备皮管 | F. 第一次皮管转移，愈合良好 | G. 术后 3 周，沿耳轮切开皮肤 | H. 分离、显露皮下 | I. 断蒂 | J. 剖开皮管 | K. 修整皮管 | L. 修复耳轮 | M. 1 周后拆线，皮肤成活 | N. 后面观测，形态良好

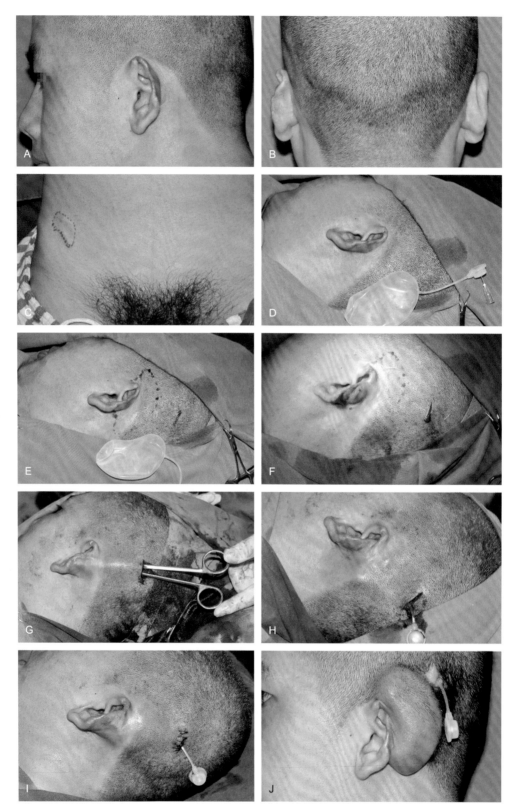

图 5-4-13　耳郭缺损再造（一期手术）

A. 左耳咬断 ｜ B. 左耳上半缺损 ｜ C. 软骨寄养 ｜ D. 检查水囊 ｜ E. 切口设计 ｜ F. 切开头皮 ｜ G. 分离腔穴 ｜ H. 置入水囊 ｜ I. 缝合切口 ｜ J. 注水扩张

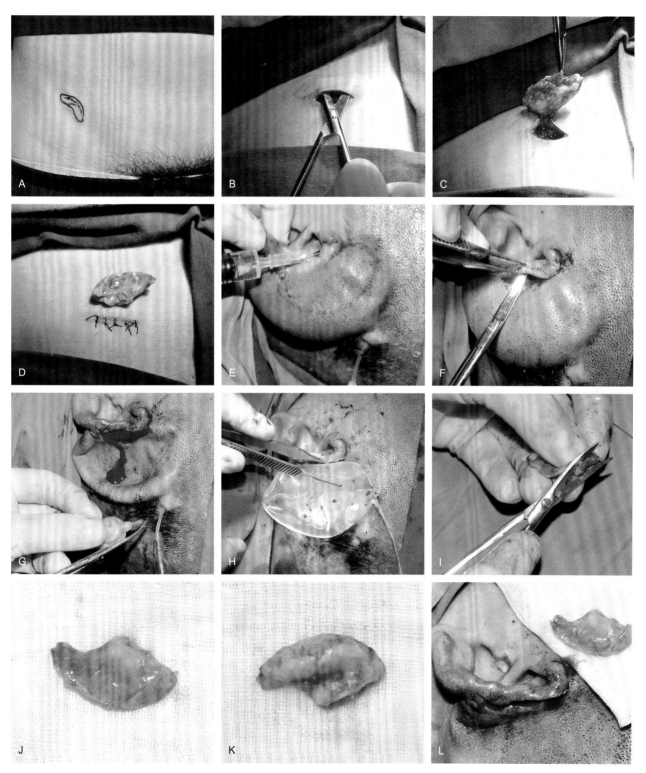

图 5-4-14　耳郭缺损再造（二期手术）

A. 切取软骨｜B. 分离软骨｜C. 掀起软骨｜D. 取出软骨｜E. 局部麻醉（术后6周）｜F. 切开皮肤｜G. 放出囊液｜H. 取出水囊｜I. 修薄软骨｜J. 整理软骨｜K. 观察软耳背面｜L. 回植软骨

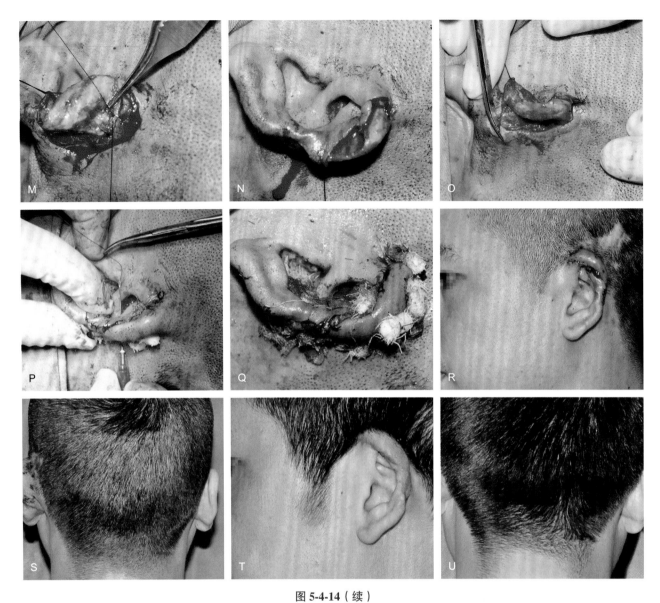

图 5-4-14（续）

M. 固定软骨｜N. 缝合切缘｜O. 附加切口｜P. 穿针引线｜Q. 贯穿固定｜R. 术后 1 周｜S. 后面观测｜T. 术后 3 个月（二期术后）｜U. 外形良好

参考文献

[1] 姚建民, 陈华庆, 赵亚琴. 眼眶下外伤性疤痕畸形缺损伴睑外翻的整复 [J]. 杭州医药, 1989, 4: 24.

[2] 姚建民, 何葆华, 石光岩. 全耳二期再造术 [J]. 杭州医药, 1990, 4(3): 138.

[3] 姚建民, 葛天. 上睑轮匝肌转移修复治疗眶下畸形 [J]. 浙江医学, 1991, 13(3): 142.

[4] 宋建良, 姚建民, 陈小平. 不全性面斜裂的整复治疗 [J]. 实用美容整形外科杂志, 1995, 6(3): 133.

[5] 姚建民, 宋建良, 范希玲. 吻合血管的断鼻再植术成功 1 例 [J]. 中国冶金工业医学杂志, 1997; 14(4): 250.

[6] 沈向前, 姚建民. 面部交通事故性外伤的手术修复 [J]. 实用美容整形外科杂志, 1997, 8(6): 312.

[7] 姚建民, 叶坡. 吻合血管的断鼻再植一例 [J]. 中华显微外科杂志, 1998(21)1: 42.

[8] 姚建民, 李建兵, 沈向前. 双蒂上睑轮匝肌瓣修复外伤性下睑短缩、外翻 [J]. 中华整形外科杂志, 2001, 17(3): 179-179.

[9] 李建兵, 吴守成, 姚建民. 吻合血管的不全断耳回植一例 [J]. 中华整形烧伤外科杂志, 2001, 17(1): 27.

[10] 宋春轶, 赵吾贤, 姚建民. 荷包缝合在点状创面修复术中的临床应用 [J]. 中国美容整形外科杂志, 2002, 13(1): 29-29.

[11] 李诗佩, 姚建民. 单一全层 "Z" 字瓣改形的腭裂修补术 [J]. 中国美容医学, 2002, 11(4): 348-349.

[12] 姚建民, 王伯平, 沈向前, 等. 应用显微外科技术进行断耳及断鼻再植 [J]. 中华显微外科杂志, 2003, 26(3): 238-239.

[13] 张菊芳, 姚建民, 史硕民, 等. 点状切口治疗斜颈 [J]. 中国美容整形外科杂志, 1999, 10(4): 204.

[14] 杨甄宇, 姚建民. 罕见耳垂前后双瓣畸形 1 例报告 [J]. 中国美容整形外科杂志, 2003, 14(5): 233-233.

[15] 姚建民, 徐靖宏, 王晓卫, 等. 七种唇红修补术式的选择与疗效分析 [J]. 中华医学美学美容杂志, 2010, 16(5): 339-340.

[16] 姚建民, 徐靖宏, 谢庆平. 四肢精准显微外科：认知艺术化和技术人文化 [J]. 中华显微外科杂志, 2015, 38(4): 313-315.

[17] Yao J M, Yan S, Xu J H, et al. Replantation of amputated nose by microvascular anastomosis[J]. Plastic & Reconstructive Surgery, 1998, 102(1): 171-173.

[18] Xu J H, Tan W Q, Yao J M. Bipedicle orbicularis oculi flap in the reconstruction of the lower eyelid ectropion[J]. Aesthetic Plastic Surgery, 2007, 31(2): 161-166.

[19] Tan W Q, Xu J H, Yao J M. The single Z-plasty for cleft palate repair: a preliminary report[J]. The Cleft Palate-Craniofacial Journal, 2012, 49(5): 635-639.

[20] 王国民, 杨育生. 唇腭裂序列治疗学[M]. 杭州: 浙江科学技术出版社, 2014.

[21] 石冰, 李盛主译. 唇腭裂手术图谱[M]. 北京: 人民军医出版社, 2008.

[22] Wang X F, Fang Q Q, Zhao W Y, et al. Clinical Application of 3-Dimensional Continuous Suturing Technique for Triangular Wounds[J]. Annals of Plastic Surgery, 2018, 81(3): 316-321.

[23] Ding J P, Chen B, Yao J. Lateral orbital propeller flap technique for reconstruction of the lower eyelid defect[J]. Annals of the Royal College of Surgeons of England, 2018, 100: e103-e105.

后 记

　　本书的出版主要由"中国微笑行动"及其固定的医疗基地——杭州微笑行动慈善医院支持，并得到杭州爱心人士翁建勋先生的资助，由杭州整形医院姚建民医师负责收集整理，加上多年来临床实践的积累，撰写汇编成书。成书前，由"中国微笑行动"发起人、第六届全国道德模范获得者韩凯医师担任顾问。成书后，经上海交通大学医学院附属第九人民医院终身教授王炜老师审核。在此深表谢意。

　　同时，要感谢自 1991 年以来一直关心和支持"中国微笑行动"的专家、医疗和非医疗的志愿者、国内各大医院的领导及其团队。正是基于大家付出辛勤的劳动和爱心，才换来了成千上万名因免费手术而受益的唇腭裂患者灿烂微笑的今天和自信光明的明天，也积累了大量极为宝贵的临床经验和资料，成为我们得以形成专著的基础。

　　还要感谢：上海交通大学医学院附属第九人民医院整形外科 / 口腔外科、北京大学第三医院整形外科、北京联合丽格第一医疗美容医院整形外科、南京大学医学院附属鼓楼医院整形外科、西安交通大学医学院附属口腔医院颌面外科、广州市儿童医院整形外科、西安交通大学医学院第一附属医院整形外科、浙江省人民医院整形外科、解放军第一一七医院整形外科、浙江大学医学院附属杭州市第一人民医院整形外科的各位专家！

　　特别致谢上海的王国民和杨育生教授，北京的郭树忠、马莲、李东、谢宏彬和薛宏宇教授，广州的崔颖秋教授，西安的舒茂国和任战平教授，南京的谭谦、吴杰和李盛教授，杭州的吴溯钒、张旭东和张菊芳教授。

　　最后，谨以此书敬献"中国微笑行动"所有的志愿者和爱心人士。

编委会

于杭州西湖 南风晓庐 翁家山 333 号

2018 年 8 月 15 日